中医经典古籍集成（影印本）

幼幼新书（六）

宋·刘昉 编著
李剑 张晓红 选编

SPM 南方出版传媒
广东科技出版社
·广州·

图书在版编目（CIP）数据

幼幼新书：全12册 / （宋）刘昉编著．—影印本．—广州：广东科技出版社，2018.4
（中医经典古籍集成）
ISBN 978-7-5359-6890-6

Ⅰ．①幼…　Ⅱ．①刘…　Ⅲ．①中医儿科学—中国—南宋　Ⅳ．①R272

中国版本图书馆CIP数据核字（2018）第045221号

幼幼新书（六）
YOUYOU XINSHU（LIU）

责任编辑：马霄行　曾永琳
封面设计：林少娟
责任校对：黄慧怡　冯思婧
责任印制：彭海波
出版发行：广东科技出版社
（广州市环市东路水荫路11号　邮政编码：510075）
http：//www.gdstp.com.cn
E-mail：gdkjyxb@gdstp.com.cn（营销）
E-mail：gdkjzbb@gdstp.com.cn（编务室）
经　　销：广东新华发行集团股份有限公司
印　　刷：广州一龙印刷有限公司
（广州市增城区荔新九路43号1幢自编101房　邮政编码：511340）
规　　格：889mm×1 194mm　1/32　印张14.875　字数350千
版　　次：2018年4月第1版
2018年4月第1次印刷
定　　价：1288.00元（全套共十二册）

宋·刘昉 编著

幼幼新书

（第十八卷至第二十卷）

据中国中医科学院图书馆藏日本据宋墨书真本手抄本影印

幼幼新書

十八

幼幼新書卷第十八 班疹麻豆 凡十六門

瘡疹攻咽痛第十

瘡疹大小便不通第十一赤澁附

瘡疹便膿血第十二

瘡疹膿汁不乾第十三

瘡疹入眼第十四

瘡疹後解餘毒第十五

瘡疹後滅瘢痕第十六

瘡疹論第一

聖惠論嬰孩患疹豆瘡子者皆是積熱在於藏腑蘊熱毒散於四肢小兒皮肉嫩

弱多成此疾凡食乳嬰孩湯藥不可與童兒同療則藥過劑必有損也蓋由飲啜熱乳在於藏腑熱極方成此疾腑熱生於細疹藏熱生於豆瘡若用湯藥宜療於乳母也又絶乳嬰孩患者由積熱伏在於脾肺之間而不早以湯藥療於病源養熱行於四肢榮衛之中漸透皮表成疹豆而乃出於膿水也嬰兒之性自然陽盛而陰微也藏腑陰陽氣逆大小便多祕不通也纔覺是此疾即可便與疎利即輕患也若疹豆已

出，即不可疎轉，若疹豆出定，却宜利大小腸，按扁鵲及倉公論云，療於嬰孩，服以湯散，性有可餌之者，不可餌之者，宜先和節陰陽，調治榮衛，方利藏腑，即熱氣漸解也。凡絕乳嬰孩，生於疹豆，或未出已前，是此疾候，按扁鵲論云，可先以油劑服之，方見瘡疹初出門中行，解四肢熱極，或疹豆已出，不可以以油，可服平和湯藥，療於肝藏，解於敗熱，慮熱毒攻肝，後衝於眼目，生於障翳，今觀時醫及疾患之家，疹豆未出已前，多是誤

冷陳本作涼

認疾候、皆以他藥解之、其間或餌以燥藥、或餌以冷藥、不無夭傷、時醫用藥、直候瘡疹子出、病家方覺患、若住餌、醫者拱手、已患之後、俗多禁餌、致大小便不通、不能調於湯藥和於藏腑、遂停敗熱在於藏腑之間、攻於肝藏、疹立總愈、致令衝於眼目成於障翳、不過醫治瞳人、眼目遂損、因茲無所見也、

養生必用論治瘡疹曰、陽明主肌肉、瘡疹毒氣泄於肌肉、始覺必以利藥利之、宣其

貳陳本作似

毒也又其始難知蓋與傷寒相類不可不審也小兒身熱耳冷尻冷欬嗽瘡疹候也又一歲之中瘡疹大小相類此疫氣也當作疫氣治之傷寒至陽明經亦用利藥須是未見是瘡疹疑貳之間乃可利及見是瘡疹不可利也

錢乙論瘡疹候面燥顋赤目胞亦赤呵欠頓悶乍涼乍熱欬嗽嚏噴手足稍冷夜臥驚悸多睡並瘡疹證此天行之病也惟用温涼藥治之不可妄下及妄攻發受風冷

五藏各有一證、肝藏水疱、肺藏膿疱、心藏斑、脾藏疹、歸腎變黑、惟斑疹病後、或發癇、餘瘡難發癇矣、木勝脾、木歸心故也、若涼驚用涼圓、温驚用粉紅圓、方並見一切驚門中。

錢乙論小兒在胎十月、食五藏血穢、生下則其毒當出、故瘡疹之狀、皆五藏之液、肝主淚、肺主涕、心主血、脾為裹血、其瘡出有五名、肝為水疱、以淚出如水、其色青小、肺為膿疱、以涕稠濁色白而大、心為斑、主心血色赤而小、次於水疱、脾為疹、小次斑瘡、其主裏血故色赤黄淺也，滲淚出多，故膿疱水疱，皆大血營於內，所出不多，故班疹皆小也，病疱者滲淚俱少，譬胞中容水，水去則瘦故也，始發潮熱，三日以上，熱運入皮膚，即發瘡疹，而不甚多者，熱留膚腠之間故也，潮熱隨臟出，如早食潮熱不已，為水疱之類也，瘡疹如出之時，五藏證見，惟腎無候，但見平證耳，骫涼耳涼是也，骫耳俱屬於腎，其居北方，主冷也，若瘡黑陷而耳骫反熱者，為逆也，若用百祥圓牛李膏各三服不愈者死病也凡瘡疹若出辨視輕重若一發便出盡者必重也瘡夾疹者半輕半重也出稀者輕裏外肥紅者輕外黑裏赤者微重也外白裏黑者大重也瘡端裏黑點如針孔者勢劇也青乾紫陷昏睡汗出不止煩躁熱渴腹脹啼喘大小便不不通者困也凡瘡疹當乳母慎口不可令飢及受風冷必歸腎而變黑難治也有大熱者當利小便有小熱者宜解毒若黑紫乾陷者百祥圓下之方見瘡疹倒黶門中不黑者慎

勿下更看時月輕重大抵瘡疹屬陽出則為順故春夏病為順秋冬病為逆冬月腎王又盛寒病多歸腎變黑又當辨春膿疱夏黑陷秋班子冬疹子亦不順也雖重病猶十活四五黑者無閒（問）何時十難救一其候或寒戰噤牙或身黃腫紫宜急以百祥圓下之復惡寒不已身冷出汗耳骫反熱者死病也何以然腎氣大王脾虛不能治故也下後身熱氣溫欲飲水者可治以脾生勝腎寒去而溫熱也治之宜解毒不可

妄下、妄下則內虛多歸於胃、若能食而痂頭焦、起、或未集而喘實者、可下之、身熱煩渴、腹脹而喘、大小便澀、面赤悶亂大吐、此當利小便、不差者、宜宣風散下之、方見慢驚風門中若五七日、痂不焦、是內發熱氣蒸於皮中、故瘡不得焦痂也、宜宣風散導之、用生犀磨汁解之、使熱不生、必著痂矣、瘡疹由內相勝也、惟斑疹能作搐、疹為脾所生、脾虛而肝王、乘之、木來勝土、熱氣相擊、動於心神、心喜為熱、神氣不安、因搐成癎、斑子為心所生，心生熱，熱則生風，風屬於肝，二藏相搏，風火相爭，故發搐也。治之當瀉心肝，補其母，菰蔞湯主之。方見慢驚風門中　瘡黑而忽瀉，便膿血并痂皮者順，水穀不消者逆。何以然？且瘡黑屬腎，脾氣本強，或舊服補脾藥，脾氣得實，腎雖用事，脾可制之。今瘡入腹，為膿血及連痂皮得出，是脾強腎退，即病出而安也。米穀及瀉乳不化者，是脾虛不能制腎，故自泄也，此必難治。

錢乙論瘡疹標本云：睦親宮十大尉病瘡

疹、衆醫治之、王曰、疹未出、醫何藏腑、一醫言胃大熱、一醫言傷寒不退、一醫言任在母腹中有毒、錢氏曰、若言胃熱、何以乍涼乍熱、若言母腹中毒發、醫何藏也、醫曰、在脾胃、錢曰、旣在脾胃、何以驚悸、醫無對、錢曰、夫胎在腹中、月至六七、則已成形、食母穢液、入兒五藏、食至十月、滿胃管中、至生之時、口有不潔、產母以手拭淨、則無疾病、俗以黃連汁壓之、云下臍糞及涎穢也、此亦母之不潔餘氣、入兒藏中、本先因微寒入而成瘡疹未出五藏皆見病證內一藏受穢多者乃出瘡疹初欲病時先呵欠頓悶驚悸乍涼乍熱手足冷面顋燥赤欬嗽時嚏此五藏證具也呵欠頓悶肝也時發驚悸心也乍涼乍熱手足冷脾也面目顋頰赤嗽嚏肺也惟腎無候以在腑下不能食穢故也凡瘡疹乃五藏毒若出歸一證則肝水疱肺膿疱心斑脾疹惟腎不食毒穢而無諸證瘡黑者屬腎由不慎風冷而不飽內虛也又用抱龍圓數服愈（方見風熱門中）以

其別無他候，故未發出則見五藏證，已出則歸一藏也。

錢乙論熱傳瘡疹云：四大王宮五太尉，因墜鞦韆發驚搐，醫以發熱藥治之不愈，錢氏曰：本急驚，後生大熱，當先退其熱，以大黃圓、玉露散、惺惺圓，加以牛黃、龍腦解之，不愈。至三日，肌膚尚熱，錢曰：更二日不愈，必發斑瘡，蓋熱不能出也。他醫初用藥發散，發散入表，表熱即斑生。本初驚時，當用利驚藥下之，今發散乃逆也。後二日，果斑

出以炙勝膏治之方見瘡疹倒靨門中七日愈

錢乙論瘡疹有悮云睦親宅一大王病瘡疹始用一李醫又召錢氏錢留抱龍圓三服李以藥下之其疹稠密錢見大驚曰若非轉下則為逆病王言李已用藥下之錢曰瘡疹始出未有他證不可下也但當用平和藥頻與乳食不受風冷可也如瘡疹三日不出或出不快即微發之微發不出即加藥不出即大發之如大發後不多及脈平無證者即瘡本稀不可更發也有大

熱者、當利小便、小熱者當解毒、若出快勿
發勿下、故止用抱龍圓治之、方見同前瘡痂若
起能食者、大黃丸下之、方末見一二行即止
今先下一日、瘡疹未能出盡、而稠密甚則
難治、此惧也、縱得安、其病有三、一者疥、二
者癰、三者目赤、李不能治、經三日黑陷、復
召錢氏曰、幸不發寒而病未困也、遂用百
祥丸為藥、方見同前以牛李膏為助、方見瘡疹倒靨門中
各一大服、至五日間、瘡復紅活、七日而愈、
盖黑者歸腎也、腎王勝脾、土不尅水、故脾

虚寒戰則難治。所用百祥丸者，以瀉膀胱之腑。腑若不實，藏自不盛也。何以不瀉腎？曰：腎主虚，不受瀉。若二服不效，即加寒而死。

錢乙論傷寒瘡疹同異云：傷寒男體重面黄，女面赤喘急增寒，各口中氣熱，呵欠頓悶，項急也。瘡疹則顋赤燥多，噴嚏悸動昏倦，四肢冷。傷寒當發散之，治瘡行温平，有大熱者解毒。餘見前説。

錢乙附方論：小兒耳冷骫冷，手足乍冷乍

熱面赤時嗽時嚏驚悸此瘡疹欲發也未能辨認間服升麻葛根湯（方見單傷寒門中）消毒散（方見瘡疹攻咽痛門）已發未發皆宜服仍用胡荽酒（方見瘡疹初出門）黃蘗膏（見瘡疹護面目門聖惠方同）暑月煩燥食後與白虎湯（方見實熱門）玉露散（方見驚熱門）熱盛與紫雪（方見瘡疹攻咽痛門）咽痛或生瘡與甘桔湯（方見實熱門）甘露飲（方見瘡疹攻咽痛門）餘依錢氏說大人同

張渙論小兒瘡疹之疾與大人傷寒病相似雖治療不同蓋或愈或危皆六七日之

間小兒往往多有此疾豈不慎哉且瘡疹皆由積熱在於藏腑薰鬱熱毒發於四肢小兒皮肉嫩弱多成此疾邪熱在臟即生豆瘡蓋藏屬陰大體難治若邪熱在腑則生則生細疹腑屬陽大體易治且如乳下嬰兒周晬已裏至二三歲宜少服藥量其輕重將湯藥與乳母服之其乳母切宜諸般忌慎若湯藥與兒多服則反為累也若五六歲至十歲已外童兒則方可施為湯藥然邪氣熱多在脾肺間若不求其本早以湯

藥治之，養熱氣行於四肢，即利害甚多，蓋童男長大，則肌膚稍實，毒氣難出，若方覺似瘡疹，便早疎利，即熱輕易療，蓋小兒瘡疹未出已前，或熱乘於心，心神易動，即發驚癇，若醫者湯藥不相投，即危殆矣，若疹豆已出，長快，自不可動利，正如大人傷寒下之早也，且如古之名醫，不出倉公扁鵲孫思邈巢元方輩，論小兒疾證，湯藥有可服者，有不可服者，宜先服順陰陽調榮衛藥，後方利藏腑，即熱漸除，又扁鵲曰論（論曰），小兒瘡疹未出已前、多是誤認、以他藥解之、或以燥藥、或以冷藥、不無夭傷、深戒時醫及病家、慎之至、時拱手無及、又瘡疹欲出、切宜護目、若熱衝於眼目、致損瞳人、無間小兒瘡疹多入眼目、遂生障瞖(翳)、凡小兒稍大六歲至十四歲、皆屬童男、初覺頭痛壯熱、腰背疼重、熱甚則手足厥冷、却似挾寒、全在詳察脉理疾狀、脉但多洪數、甚大不定、若小便多赤、大便多祕、此證正宜先疎利也、應瘡疹早出、若纔出、皆不可轉利也。

渙須時禁中供應湯藥屢嘗調治此證皆獲寧愈在外治過尤多蓋不敢越古人之論

△疹豆論　夫疹豆瘡者因熱積藏腑蒸鬱毒氣而生若腑間伏熱則生細疹赤瘡俗呼為麻子是也若藏間伏熱則生豆瘡形如豌豆者是也其始也熱毒積於脾肺之間治之不早流注四肢榮衛之中而成其疾初覺受病多似傷寒而面色與四肢俱赤壯熱頭痛腰脊疼只鼻耳尖冷足指冷兼

欬嗽、眼青黄色、小便大便秘、兩手脉洪數者、乃是疹豆之證也、其有冬月天氣温暖仍感乖候之氣、未即發動、至春又被積寒所折、毒氣不得泄、至夏初得熱、其春寒方解、冬温毒氣始發者、及有不因冬温、四時自天行者、又有小兒熱毒之氣傷天令不時之氣而發者、有感寒邪伏熱毒、真元之氣被熱毒、邪氣渾雜而發者、近世醫流議者云、豆瘡始於魏晉、脚氣肇於晉末、或云建武中於南陽征虜得之、仍呼為虜瘡、或言永徽四年，此疾自東域流于海內，且人之有生，藏腑受寒熱邪氣而爲病，凡感之者則受，若言今有古無，豈可同草木之類所產有方而苗裔留傳於天下哉，巢氏又呼爲發瘡，及呼爲胞瘡麩瘡，此皆分陰陽所受，又凡覺冬有非節之暖，當瘡未發而預防之，先急下其毒，凡春冬之間，未嘗無此疾，大枉者十有五六，而因醫死者太半，蓋證候形色，所發不同，致有誤認其候有三五日遍身衆生，時作欬嗽，耳尖冷，毛寒肌慢眼澁不開作寒欲以溫暖覆之者初覺之時當用薄荷散微微發汗次進調中散二方見瘡疹已出未出門瘡即自愈服薄荷散汗未出者亦服調中散即汗出漸漸解若作寒熱其脉反遅者進牡蠣散方見瘡疹出不快門或患者寒熱不定目澀耳鼻冷此邪毒不傳諸藏便攻皮膚而作或出遲者亦服牡蠣散凡有三五日鼻中壅喉咽不利欬嗽目赤毛焦肌膚緊脉洪大而數此應疹豆之候順者宜煎薄荷散發汗則瘡毒自出或鼻

中壅，咽喉不利，目赤顴紅，脉不甚洪大者，
亦是瘡疹之候，皆宜服脫蓋散。瘡如出白
珠子，或出紅小瘡子者，乃是解也，或鼻塞
脣焦，脉細，面色痿黃，時變青色，皮膚慢，吐
清涎者，亦是疹子之候，此皆因醫人誤下
涼藥太多，致令瘡難發，凡瘡毒血氣順脾
温則易發，若服涼藥過多，則血澁氣弱，脾
冷則瘡毒難泄，遂變惡候，此候亦服薄荷
散并脫蓋散，若面青氣麤，大小便不通，瘡
毒未發，宜進滑石散，方見瘡疹出不快門中。如大小

便不通利，則服胱蓋散，次觀色候調治，或有面色赤者，亦是瘡疹候，若先赤而後青，為逆候也，或患數日面色青，或痿黃，四肢微冷，上喘不涎，手足搐縮，以三焦氣壅，血脉凝滯，氣不得相榮，當用薄荷散發泄瘡毒。小兒初得病，便驚狂，身熱汗出，問之身不增寒，并不惡風，脉洪數者，皆當下之，覺得有此證，疹豆未發之前，當服當歸散。方見瘡疹未見乃可疎利門。或有先頭疼，口鼻出熱氣，增寒壯熱，胷膈痞噎，生涎心逆，作渴不止，足指冷口作臭氣兩手脉弦而或微脾脉弦數者此因失飢傷邪熱當熱赤疹及有患頭疼身不大熱口臭有熱氣咽喉乾痛口頰生瘡兩目如火熱耳尖手足稍冷兩手脉洪大後三二日必作渴面赤時作增寒心逆口作臭氣目忽如朱色亦是伏瘡疹之候亦先當去邪毒藥須用大黄湯蕩之不可用巴豆水銀輕粉此等則無去熱毒之理及傷於藏也或覺已結於皮毛之間微微似出慎不可利或悮利之則瘡毒反

没、畜伏心間、邪入肺中、瘡毒内壞而死、若瘡疹既出大盛、實膿水者、却當以大黄藥微利除毒、如未發毒疹已前、曾經利者、即不用大黄藥、但以解熱藥除其敗毒、多有愚俗禁服藥餌、只望巫祀、不以藥泄利瘡毒、致令大小便不通、停熱毒於藏腑、攻衝眼鼻咽喉、腫塞口舌、壞爛、束手受死、及有疹症、口進涼藥或調氣藥、恣其所措、既疹豆已出之後、又復猛利、用藥既失、疾勢以壞、雖扁鵲無門救療、所以時人不能盡其天年又按扁鵲治疹豆之法竟有疹豆之症先用油麻劑方見瘡疹初出門解四肢極熱如服藥了良久就臥少時服至三五服大小便利四肢熱退邪毒漸解疹豆既出亦輕若曾服大黄散利者亦不必服此嬰兒服此頗有益或有未經解利而瘡毒已發者服解毒必聖散或升麻散發散二方見瘡疹已出未出門博濟養生必用方同若瘡毒在肌膚三四日隱隱不發者則急用紫草飲子方見瘡疹初出門與聖惠同至數服則瘡疹出凡瘡疹未發前當用黄

蘗膏、見瘡疹麥蘗面目門聖惠方同、塗兒面頰眼目之間、仍續用胡荽酒、方見瘡疹初出門噴背上四肢令速發出也、若瘡未出、及雖出而躁渴者宜服甘草散、方見瘡疹太盛門以少解利熱毒即住、若瘡出遲、亦當服紫草飲子、大人針兩脘硯子膏間或灸一壯、亦助發出疹豆毒氣、若已發則不必用之、如瘡候未作膿、心膈躁、瞌不安者、服青黛散黑豆汁、二方、見瘡疹未見乃可疎利門、若瘡毒出盡、夜宜服黃芩散以解餘毒、若嘔吐則服此、嘔吐自定、若赤口有瘡、下部亦有瘡自下利者、服黃連散、或瘡疹出後、煩喘、小便不利者、宜進燈心湯、二方並見瘡疹後解餘毒門中、若瘡疹煩喘甚者、即用麻黃湯、方見瘡疹太盛門中、或咽喉痛并嗽、則加入麝香、其有服冷藥太過、欬嗽、手足冷、脉遲者、煎炮乾薑炙甘草各四錢、水一升二合、取四合服之、其或下痢赤黃膿血、及渾身熱、當與薤白湯、方見瘡疹便膿血門中、解去惡積、便差、有疹豆安、便攻動、眼生翳膜腫脹者、皆因肝藏敗熱停留所致、切忌用點者藥、唯宜利

陳本無與字

脾肺解肝熱毒仍於眼邊上下貼恊藥以散毒氣當服甤仁散若生翳障重者兼密蒙花散量刀服食二方並見瘡疹入眼門中翳膜退則止

凡有時氣天行瘡豆者則急預服豆湯則不發瘡方見如前黑豆汁是或發瘡而因天行熱氣疱瘡身疼壯熱則當以桂枝及去節麻黄黄芩各半兩為末量大小一二歲暖水調下覆令汗出及以葛根散解飢出汗方見瘡疹已出未出門中

凡身疼壯熱頭痛若不與小汗無由表散大便乆秘毒氣藏伏心腹脹滿不

密陳本作蜜

與微利無由釋去邪毒切在消息若豆瘡已出者不可發表更增瘡爛若發膿痛甚者即用乾淨黃土羅細為末傳之仍數數食蜜(密)若瘡勢稍輕者則用川芒硝以豬膽汁調塗瘡上勿令動着直候瘡痂落有大段瘡發不通臥蓐者用麥麸簟臥將息如豆瘡作漿戴白膿者其毒輕或紫黑色隱隱在肌肉裏者其毒重(甚)者五藏咽喉內皆有瘡其不便便澀出血瘡黑黶不出膿者死舌黑鼻有黑氣者死其或疹豆未出已

正陳本作止

前熱、毒內逼、目瞪上竄驚叫、有如驚風者
此乃瘡欲出之候、若誤認為驚風調治、毒
氣內畜、邪熱不泄、乃死、或有惡瘡既出、譫
語不正、此是惡候、更以冷藥解利、則使声
瘖、瘡疹反沒、乃死、或用燥藥太過、咽喉腫
痛、猛發鼻血喘嗽而死、或瘡作白疱、忽然
畜入藏腑、漸作紫黑血膿、日夜煩悶者、服
化毒散、方見瘡疹倒靨門中其毒氣當從手足心出、
乃差、此五死一生之候、若便血瘡壞血膿
者、十死不治、候大熱瘡毒頓出、然後依證

調理、有患瘟毒豆瘡不出者、一法以地黃
雄黃令飲、然不可太多、太多則反有所損、
或飲啜、食熱乳、積於腑臟者、當兼用藥療乳
母、嬰兒孩童之性、陽盛而陰微、藏腑陰陽
氣稍差逆、大小便多不順利、自扁鵲太倉
公論療嬰孩藥性、有可餌者、皆先知節氣
陰陽、治之利藏腑、則病勢漸解也、

張仲景云云似當接上文

張仲景論、孩兒初生下時、宜進地黃汁、點
在孩兒口中、退下黑屎、至壯年不患瘡疹、
及小兒生下、未滿一百日已來、如遇天氣

蜜陳本作密

和暖無惡風之時、抱於日中、使皮膚緊蜜
常除風日、若只在房屋之間、或常於温暖
之處、忽乍見風日、使寒邪之氣伏積藏府、
若遇天氣不調、多作瘡疹之候、若瘡疹出、
方得寒邪散毒氣消也、若孩兒患瘡子、父
母即不得行房、若有觸犯、使瘡疹不出、毒
氣入心、悶亂而死、若已出之候、觸之則令
其瘡黑爛、痛極如刀割爾、設或瘡疹得安、
其瘢經年黑色、仲景謂瘡疹未生之間、宜
於房室燒赤术猪甲二物、辟惡氣、父母常

戒其色慾亦令人守房室門勿令外人入房恐有觸犯令小兒瘡疹難出或得上喘面青黃色者猶良若因此犯而死者不可勝數又有疹豆安後瘡痂雖落其瘢猶黶肌肉或凹凹再作瘡疹此因安後不解利毒氣留滯敗熱於肌肉之間也余歷究諸古今方自漢魏已前瘡疹之說經方不載惟扁鵲有油劑仲景有數方悉已脩録昔宋之秦承祖晋中書令王珉各有一方亦見于後自後巢元方乃論疹豆之證太平

聖惠、稍編其方、諸家方書、亦少有載者、今所習諸方、皆世良工經用、調理得効、祕而不傳者、愚不忍坐視其人之亡、故叙其傳變脉證病候、及藥、以廣其傳、庶使患者免罹夭傷之苦矣。

活人書、論小兒瘡疹與傷寒相類、頭疼身熱、足冷脉數、疑似之間、只與升麻湯、方見傷寒後斑門中緣升麻湯解肌、兼治瘡子已發未發、皆可服、但不可踈轉、此為大戒、傷寒身熱、固不可下、瘡疹發熱在表、尤不可轉、世人不學乃云初覺以藥利之宣其毒也誤矣又云瘡豆已出不可疎轉出得已定或膿血太盛却用疎利亦非也大抵瘡疹首尾皆不可下小兒身熱耳冷尻冷欬嗽輙用利藥即毒氣入裏殺人但與化毒湯紫草木通湯二方並見瘡疹已出未出門中鼠黏子湯方見瘡疹攻咽痛門出得太盛即用犀角地黃湯解之方見瘡疹太盛門中若瘡豆出不快煩躁不得眠着水解散方見時氣門麻黃黃芩湯方見傷寒門升麻黃芩湯方見傷寒門中活血散主之方見瘡疹出不快門黑瘡倒

黶、豬尾無比散、龍腦膏子、無不驗也、三方並見瘡疹倒黶門若熱毒攻咽喉痛、如聖湯、方見瘡疹攻咽痛門瘡豆入眼、決明散、撥雲散、密蒙花散、通聖散、蛤粉散主之、五方並見瘡疹入眼門治瘡疹之法、無出此矣、

全生指迷論曰、瘡疹之疾、見巢氏病源、及千千金要方所載、或附於時行熱病之後、亦無專論的確主療之法、或出於俗傳俚語、執以為法、今初得此疾、往往以胡荽酒蔔萄酒及投以諸溫熱藥、咸云發之使快、或

出之未快隱隱在皮膚間則以火煆人盞。
酒調服之。又云。始得此疾。不可投之涼藥。
恐胃冷致瘡。不能發出。多以為瘡疹宜溫。
余自歷事已來。嘗見執此論者。致使病人
耳目口鼻悉平。咽中閉塞。大便堅祕。小便
皆血。如此死者幾三十餘人。又或見疱瘡
其頭黑色。凹而不起者。則謂之倒壓。亦由始
得之失於調解。更增暖溫湯藥。孤陽無陰。
鬱毒不散。熱無從出。反攻腑臟。其氣俱絕。
故使凹而不起。又加溫藥以發之。其斃者

不可勝數。余嘗究此疾，大抵亦時氣之一端，有如癮疹麩片狀者，有赤熱如斑狀者，有如豌豆之狀者，或大小不等，皆出膿水者，亦謂之膿疱。蓋毒氣有淺深，故發之有異狀。其先風邪外客於皮膚，熱不得發泄者，則為癮疹之狀。但皮膚痒瘙，而其疾亦輕。其先熱蘊於內，外與風邪相連，客搏於血，則為赤斑之狀。其毒氣深蘊伏於藏腑，閉於經絡，內外相合，熱畜血聚，壅遏不行，結而成膿，則為疱瘡。大抵其疾始發，令人

掐去疵令血出則定無瘢子若從他至乾定隱一瘢子也劉洙並無方訣內所引方與衆人方同

董汲斑疹總論曰夫生民之道自微而著由小而大此物理灼然不待經史證據可知然小兒氣稟微弱故小品方云人生六歲已上為小六歲已下經不全載所以乳下嬰兒有疾難治者皆為無所依據至如小兒斑疹一候不惟脉理難辨而治療最比他病尤重始覺證與傷寒陰癎相近通都輔郡名醫輩出則猶能辨其一二遠地

在（左）邑視病不精，失於詳審，投藥暴妄，加之小兒藏腑嬌嫩，易為傷動，斑疹未出，往往疑為傷風，即以麻黄等藥，重發其汗，遂使表虚裏實，若為陰癇治之，便用温驚藥品，則熱勢愈盛，直至三四日，證候已定，方得以斑瘡藥治之，則所失多矣，大率世俗醫者，斑疹欲出，多以熱藥發之，遂使胃中熱極，其初作時，即斑疹見於皮下，其已出者，變黑色而如陷，既見不快，又用熱藥熏蒸，其疾斑疹得熱則出愈難，轉生熱證，大小

中間且與少惺惺散唯候一兩日若身上

無赤點必是傷風須候他五六日必自安

若是傷食熱一二日決身安若是一兩日

身上有赤點大便兩三日不通須用少藥

動若是大便如常切不可與他藥喫恐冰

住不出若是患到四五陸日却泄瀉須與

他理中圓及溫中藥喫其瀉便止若到四

五日不大便瘡子又盛出却喘麤氣急腹

脹小便赤澁須用四順散通之甘草大黃芍藥當歸

若得通氣不喘腹不脹便休與藥喫漸次

安愈若初覺有赤點子大便如常小便赤須用藥通過大便要出快也若出得色紅而快更不須通也世人言小兒瘡已出更不得下設若瘡子半出半不出或盛出却大便不通小便赤澁喘麤腹脹介齒脣乾口燥引渴譫語急當下也不下則不可若半出半不出或盛時却下利支厥嘔逆腹脹吃噫須急與理中四逆薑附湯之類不須疑已試甚良瘡子發如膿窠不肯靨着但調沙糖水與喫瘡子將欲乾時須得兒

頭痛發熱、皮毛洒淅如寒、手足耳鼻時冷、胷中煩躁、如以針刺、其皮中時或癢痒甚者至於昏瞀譫語、其脈或大小不定、其應指必疾、甚者至於六七至、非必日數深而後見、亦有始得之便發此證者、慎無惶惑亂作別治、故將往者為可鑒、及取近世已驗之法、條次於下、其疾始覺頭痛發熱微寒煩燥咽痛者、則以四味升麻湯、方見瘡疹已出未出門養生必用同、若癢痒成癮疹者、則以荆芥湯、時嘔者宜小柴胡湯、不惡寒但煩躁、小便赤澁多渴，成赤斑點者，則以竹葉湯犀角飲子。四方並見瘡疹已出未出門 大便不通者，則以四順飲子，葛氏四味飲方見溫壯門 同若昏甚譫言，大便不通，則與大承氣湯。方見瘡疹大小便不通門 若大便自利黑黃色，此毒氣亦有所出，亦不必廣與湯劑，恐重增他病，其大便已利，不得以溫藥助之，則其瘡亦布少而自快利，但只以升麻湯荆芥湯最佳。方見同前

劉洙小兒瘡子訣：若小兒覺身熱，或是瘡痛，又恐是傷風傷寒，又恐是傷食未辨明

便不通更以巴豆取積藥下之則使兒藏腑內虛熱又不除邪氣益深變為喘滿便血或為疱癰身體裂破遂使百季之壽一旦為俗醫所誤者可不痛哉大抵斑疹之候始覺多欬嗽身體温壯面色與四肢俱赤頭痛腰疼眼睛黃色多睡瞌中瘛瘲手足厥耳尖及尻冷小便赤大便祕三部脈洪數絕大不定是其候也其乳下兒可兼令乳母服藥其証候未全或未明者但可與升麻散解之其已明者即可用大黃青

黴等涼藥下之，次即與白虎湯、升麻白虎二方，並見瘡疹已出未出門。如秋冬及春寒，未用白虎湯之時，但加棗煎服，不必拘於常法。仲景云：四月後，天氣大熱，即可服白虎湯。方同前。特言其梗槩耳。大率疹疱未出即可下，已出即不可下。出定即宜利大小便。其已出未快者，可與紫草散、方見瘡疹出不快門。救生散、玳瑁散之類。其重者，以牛李膏散之。二方並見瘡疹倒靨門。或毒攻咽喉者，可與少紫雪及如聖湯，無不效也。二方並見瘡疹攻咽痛門。其餘熱不解，身熱煩渴及病疹兒乳母俱可與甘露飲方見瘡疹後解餘毒門或便血者以牛黃散治之方見瘡疹便膿血門蓋宜常平肝藏解其敗熱慮熱毒攻肝即衝於目內生障翳不急醫治瞳人遂損尤宜慎之然已出未平切忌見雜人恐勞力之人及狐臭熏觸故也未愈不可當風當風即成瘡疥如膿疱出可燒黑丑糞灰隨瘡貼之則速愈而無瘢也及左右不可闕胡荽蓋能禦汗氣惡氣故也如兒能食物可時與少葡萄蓋能利小便及取如穗出

快之義也、小兒斑疹、本以胎中積熱、及將養溫厚、偶胃中熱、故乘時而作、外臺方云、胃爛即發斑、微者赤斑出、極者黑斑出、赤斑出、五死一生、黑斑出、十死一生、其腑熱即為疹、蓋熱淺也、臟熱即為疱、蓋熱深也、故證色論云、大者屬陰、小者屬陽、汲總角而來、以多病之故、因而業醫、近年累出諸處治病、當壬申歲冬、無大雪、天氣盛溫、逮春初見小兒多病斑疹、醫者類如前說、如投以白虎湯之類、即竊笑云、白虎湯本治大人。蓋不知孫真人所論大人小兒為治不殊，但用藥劑有多少為異耳。則是未知用藥之法，故多失誤。今傳選諸家及親經用有效者，備録為書。

劉氏家傳。初虞世以涎比山澤之氣，非也。山澤氣蒸潤而已，故雖山石，氣亦能到。譬如釜上甑蒸，氣亦蒸潤內外滲漉，涎則濃濁滯礙，非山澤之氣可比。中風人涎如鰾膠，挽不斷，又豈能入關節？初虞世所著必用方，大有益于世，唯是謂中風不可吐，又

謂小兒瘡疹當轉瀉、此二說悞人甚多、小兒瘡疹轉瀉則虛、毒氣內攻、百無一生、

張氏家傳惺惺散、出和劑方、小兒傷寒壯熱當先服此藥、極驗、次服人參羌活散、如壯熱未退、切不可與通利大便及涼藥、恐是瘡疹、如喫涼藥悞矣、

瘡疹候第二

巢氏病源傷寒發豆瘡候、傷寒熱毒氣盛、多發皰瘡、其瘡色白、或赤發於皮膚、頭作瘭漿戴白膿者、其毒則輕、有紫黑色、作根

隱隱在肌肉裏，其毒重則甚者五內七竅皆有瘡，形如發豆，故以名焉。

△茅先生：小兒生下有麻○豆○候，各有所說。豆候早晨渾身微微地熱，日午後大熱，眼白加黃色，兩脇下吸吸動，更發甚如驚風，遍身大熱，手足逆冷。此病屬藏所治者，只用獨勝散與發豆，方見痘疹已出未出門。慎不得瀉，恐○冰入大腸，豆子不出，瀉下如赤豆汁，及朝出脣黶或出如掌大赤色，及豆口內有臭氣，脣黑色，死候。大凡豆只得用獨勝散，散

發出豆，將息安樂後，可用青金丹取下餘積（方見積聚門中）後，用匀氣散補之（方見胃氣不和門中），常服朱砂膏（方見驚積門中）即愈。第一先莫吐瀉，恐冰入大腸成惡候。

茅先生小兒麻候，渾身微熱，午後大熱，眼不白不黄，微加赤色，手足冷，吐逆，此候屬腑所治者，亦依豆候調理，惡候一同。

嬰童寶鑑小兒疹豆，為藏腑積熱，發於皮膚為之。其熱在腑發之即疹也，腑屬陰，其發之微熱在藏發之即豆也。藏屬陰，發之

甚未發同一治未出可下解、熱而退既出、
慎勿下之、反冷藥逼之、其病不出、在內害
人也、

嬰童寶鑑 斑豆死候、斑豆出後、熱不去、大
瀉而渴、有此疾、皆因已出後服冷藥、逼在
肺中也、煩躁迷悶不食、大小便難、

五関貫眞珠囊 小兒豆瘡所主候、凡小兒
豆瘡瘡外應之候、
若壯熱汗不流、先躁而出者、主心也、
先嗽而出如砂子形者、主肺也、

先肚痛而出疹子者，主脾也，
先如瘄而發渴後，為水疱，或有點血者，主脣也，
先目赤如珠，暗流羞明，出瘡子，或有硬膿而不破者，主肝也，

茅先生麻豆不通治惡候歌，

斑瘡出後熱難除，冷藥先氷在腹居，
渴甚瀉多便溺澁，不餐躁發命須臾，

玉訣小兒斑疹候歌，

傷寒胃熱作斑瘡，倒黶因風氣受傷，

太過損肝多紫黑，大為陽盛，小為陰。此患未出，多不辨之，只作傷寒調治，多悮。如太過者解之。

玉訣小兒班疹候歌：

目澁語声短，發熱有時涼，
手耳如水冷，三間洪又長。

又一玉訣班疹候歌與此同，但第一句云：氣喘声多促。餘三句並同。又云：發散。

石壁經三十六種內瘡子候歌。鳳髓經以此候為傷寒变麻子，歌栝一同。

小兒瘡子候偏多，欬嗽涎潮作久病，

發熱發寒（發寒一云發驚）如怕物，

看燈停目眼光多，（四十八候此句云：驚如羊眼白相過。）

喉中自響如齁䶎，吐後常添氣不和，

夢裏發來如急搐，脣紅臉赤脉交多，

渴水心煩多躁熱，耳冰足冷變溫和，

舌上有瘡如粟子，定知三日熱來多，

此病變成麻子候，莫將涼藥與相過，

認取症形為妙手，只須手平藥病消磨。

此因溫熱毒氣在人，至春人感寒邪，陰

陽相錯在腑作細赤瘡疹在藏則為豆瘡雖有前候切看手足稍冷尻脉冷腹中痛硬是瘡疹候若悞投驚藥則吸受毒邪内攻其瘡不出更服熱藥則使瘡靨陷而受死矣但服調氣并發散藥必愈

瘡疹未見乃可踈利第三

聖惠凡斷乳嬰孩童子患疹豆疾候初覺多似傷寒面色與四肢俱赤壯熱頭痛腰背疼足多厥冷眼睛黃色脈息但多洪數

絶大不定小便赤少大便多秘纔覺四肢色候及脈息雖是疹豆疾未攻皮毛穴出者便可以服餌匀和藏腑疎利遂下若疹已結在皮毛穴處微微似出即不可疎泄也或疹出太盛豆穴膿水者却可疎利也

〇王氏手集世人之論瘡疹者莫不以古書之說纔覺便與疎利為非以錢氏之說治以温涼之藥不可妄下為是遂以謂近世小兒瘡疹之出得無横夭者皆錢氏之功也蓋小兒腸胃嬌嫩若妄取轉便見内虛熱

氣反入，必能殺人，故以瘡疹倒靨而死者，皆取轉之罪也。此說誠是，然而不攷其言，遂失其意，殊不知古書所謂疎利者，乃云先和節咊陜，調治榮衛，方利藏腑，即熱氣漸解。又曰：嬰兒之性，自然陽盛而陰微也，藏腑陰陽氣逆，大小便多秘不通也。纔覺是此疾，即可便與疎利，即輕患也。若疹豆已出，即不可疎利。又昌當使人瘡疹之出便即取轉耶？況疎利與取轉相去遼遠。殊利者，必以輕凉之藥微利動之，如青黛黄連之類是也取轉者以峻快之藥極轉下之如巴豆芒硝之類是也不可同日而語愚醫不詳古意輒以疎利便為取轉得不悮耶況取轉之際曾先和節陰陽調治榮衛乎小兒已大小便不通乎纔覺之說即是瘡疹未見醫者取轉之時知瘡疹之已出未出乎又曾知疹豆出即不可疎轉之語乎蓋庸醫往往見是瘡疹便與取轉云使瘡疹出快所以多悮也錢氏之說云此天行之病唯用溫涼藥治之不可妄下及

妄攻發、亦曷嘗有此証不得疎利之語乎、
妄下非疎利之比、至如初虞世猶具悞解
其意、乃以瘡疹比傷寒至陽明、亦用利藥、
殊不知傷寒至陽明則宜下、既庸醫不曉
古意、又使害醫者以此印証具說、不疑為
非、故特為辨其瘡疹之初、果有此症、則宜
與疎利、特不可取轉耳、
聖惠治小兒熱毒盛、發疹豆瘡、初發早覺
者、宜服此方、
右用黄連一兩、去須、擣篩為散、每服一

錢以水一小盞煎至五分去滓不計時候量兒大小分減溫服

聖惠又方

右用波斯青黛如棗核大以水調服之疹痘論同用溫磨刀水調下

疹豆論當歸散方

川當歸壹兩 甘草壹分

右為細末每服二錢水一中盞豆豉十粒同煎至六分去滓量兒大小服以利動為度逐日冷喫甘草汁三歲已下一

歲已上，加減服。

疹豆論 如瘡候，未作膿，心膈燥，臟不安着

方。

右用黑豆煎汁溫，徐徐服之亦解。

疹豆論 又凡有時氣天行瘡豆着，則急預

之豆湯。

小豆　黑豆　菉豆各半升

甘草壹兩炙

右用水九升，煎候豆熟為度，逐日空心

任意飲，七日後，瘡必發快。

瘡疹初出第四

聖惠小兒未與疎轉，急服紫草飲子方。

右用紫草二兩，細剉，以百沸湯一大盞沃，便以物合定，勿令紫草氣出，量兒大小溫溫服半合至一合。服此藥，瘡子雖出亦當輕爾。諸方書，莫不以服紫草為先。

聖惠治小兒疹豆，欲令速出，宜用胡荽酒方。疹豆論、萬全方、董汲法全。

右用胡荽三兩，細切，以酒二大盞，煎令沸，沃胡荽，便以物合定，不令氣出，候冷去滓微微從頂已下噴背及兩脚曾腹令遍勿噴於面錢乙用好酒二盞煎一兩沸入胡荽四兩再煎又云病人左右常令有胡荽即能辟去汗氣瘡疹出快瘡疹忌外人及穢觸之物雖不可受風冷然亦不可擁遏常令衣服得中并虛凉處坐卧

聖惠治小兒藏腑伏於熱毒未成疹豆疾候四肢微覺有熱食物似減頭髮乾立或時額多微熱宜服生油方疹痘論又萬全方同

右用生油一小盞、以人體熟水一小盞、旋旋傾熟水、入油盞內、不住手、以杖子打攪、疹痘論云、用楊柳枝攪、直候入熟水盡、更打令勻如蜜即止、至夜臥時、三歲前至百日、及一晬內、每服二蜆殼、五歲至七歲、每服三蜆殼、十五歲已前、每服三大蜆殼、至半合、直至大人、每服一合至二合、量大小增減與服之、服後良久令臥少時、服三五服、大小便利、四肢熱退、疹豆不生也、萬全方云、扁鵲論可先以油劑服

之行解四肢熱極或疹豆已出不可以可服平和湯藥療於肝藏解於敗熱慮熱毒大盛

瘡疹已出未出第五

宋秦承祖方治瘡疹漸作身熱似傷寒候只耳尖脚稍冷或腹痛者是瘡疹

右用蟬蛻二十一箇洗去泥爲末用水一盞慢火煎至七分去滓量大小温服如覺瘡疹已出更依前服三五次若冷服即有瘡痕若不是瘡疹候悮服無害

晉中書令王珉治傷寒時氣熱毒豌豆瘡方。

右用樺皮木剉煎汁溫服取安。

千金治發豌豆瘡方。

右以小兒着取月水汁和水浴之。

僊人水鑑治豌豆瘡方。

乾漆　人中白　尾松灰各少許

牙硝壹分

右同研令細，空心冷漿水調下半錢，以吐為度，再服一錢，得利三兩行，其瘡自除神效。

仙人水鑑：小兒患豌豆瘡，衆醫不差，服神效。

天麻 甘草各一寸 髮灰

黄丹熬，各壹分 馬牙硝叁分 五色豆各粒

黄鹽壹分。陶隱居云：北海黄鹽草粒麤，以作魚鮓及鹹菹。

右一十一味，擣為散，空心服一錢，冷調服，利下瘡，隙差。

子母秘録：治小兒斑瘡豌豆瘡。

右用髮灰飲汁服三錢匕。

藥性論、去小兒豌豆瘡方、

右用臘月兔肉作醬食、

藥性論又方

右用臘月兔毛煎湯、洗豌豆瘡、又以毛傳甚良、

聖惠、治小兒疹豆瘡出後、欬逆脇痛、喫食不下、赤茯苓散方、

赤茯苓　甘草（炙微赤剉）　大青

川升麻　枳殼（麸炒微黄去瓤各半两）

梔子仁（壹分）

右件藥擣麤羅為散每服一錢以水一
小盞入苦竹葉一七片豉三十粒煎至
五分去滓分為三服日三四服看兒大
小以意加減

聖惠治小兒疹豆瘡及赤瘡子犀角散方

犀角屑　川大黄剉碎微炒　桑根白皮剉
釣藤　甘草炙微赤剉　麻黄去根節各壹分
龍胆去蘆頭半分兩　石膏　菰蔞瓤
黄芩剉各半兩

右件藥擣麤羅為散每服一錢水一小

盞、煎至三分、去滓、分溫三服、量兒大小加減服、瘡子退後、濃磨犀角水塗之、更良、錢乙附方同、治瘡疹太盛、令不入眼、名調肝散、

博濟方、治瘡疱將出、未能勻遍、透肌解毒、必勝散、

右以牛蒡子不限多少、炒令熟、杵為細末、每服一錢、入荊芥二穗、水一盞同煎至七分、放溫與服、如瘡疹已出、更與服亦妙、疹豆論必勝散同、

○靈苑治時行豌豆瘡及赤瘡疹子未發令內消已發者解利毒氣令不太盛玳瑁湯方

生玳瑁　生犀各以冷水磨濃汁二合

右同攪令勻每服半合微溫服一日四五服為佳

○養生必用小兒瘡疹始作與傷寒相類頭痛增寒壯熱疑似之間先與解肌湯已發未發皆可服又名升麻湯

升麻　白芍藥　乾葛

甘草炙各等分

右為末，每服二钱，水一盞，煎至七分，滓温服，日三，甚即連夜服，貧家緩急可服湯點服，身心煩熱，即温服，寒多即服。必用方、疹豆論、活人書、全生指迷論、董汲方，皆同。

茅先生小兒發疹豆，獨勝散。

牛蒡子半兩　白殭蚕壹分

右為末，每服一大钱，水六分盞，紫草七寸，同煎四分，連進三服，其豆便出

茅先生小兒麻豆方

右用荆芥少許爛研以新井水将布帛裂過入一滴許麻油打匀令飲之便不亂悶麻豆已出用黄蠟煎青膠水飲即安（青膠乃牛皮膠是也）

○張涣安班散調理瘡疹方

川升麻　赤茯苓　羌活

綿黄耆（剉各一两）　人参（去芦頭）　枳殼（麸炒去瓤）

桔梗　甘草（炙各半两）

右件擣羅為細末每服一錢水一盞入紫草薄荷各少許煎五分去滓放温服

量兒大小加減。

○張渙紅子湯。平調瘡疹方。

紅花子　紫草茸各一兩　麻黃去根節

川升麻各半兩

右件擣羅為細末。每服半錢。煎薄荷湯。入酒一滴同調下。

張渙快斑散。平調瘡疹方。

貫衆揀淨洗焙乾　赤芍藥各一兩　甘草炮

川升麻　枳殼麩炒去瓤各半兩

右件擣羅為細末。每服一錢。水一小盞。

入竹葉七片、煎至五分、去滓温服、量兒大小加減、

張渙瘡疹初出、急服紫草如聖(睈)湯方、喫乳嬰兒、與乳母兼服之、四五歲○已外、只令兒服、

紫草揀淨二兩　陳橘皮去白焙乾一兩

右件擣羅為細末、每服一大錢、水一盞入葱白三寸、煎至六分、去滓温服、量兒大小加減、

瘡豆論薄荷散方、

家薄荷葉一兩　麻黄去節　甘草炙，各半兩

右件為細末，每服二錢，水一中盞，棗二枚，薑三片，同煎至六分，去滓放温服，日三兩次服。

疹豆論調中散方。

白茯苓　人參　紫荷車　甘艸炙

右件各等分為細末，每服二錢，水一盞，薑三片，棗二枚，煎六分，温温作三兩次服。

（一本作一）

疹豆論、天行熱氣欲發豆瘡作熱疼者、宜服解肌出汗葛根散方、

乾葛　麻黄各二兩　石膏二兩

黄芩　芍藥　桂枝

甘艸各半兩

右爲剉散、每服四錢、水一盞半、煎至八分温服、取少時出汗、若先自出汗者、即去麻黄、

全生指迷荆芥湯方、

荆芥穗　薄荷葉　牛蒡子炒

甘草（炙，各壹兩）

右為末，每服五錢，水二盞，煎至一盞，去滓溫服，不以時。

全生指迷小紫（柴）胡湯方。

紫胡（八兩） 人參 黃芩

甘草（炙，各三兩） 半夏（二兩半）

右為麤末，每服五錢，水二盞，薑二片，棗子一箇，煎至一盞，去滓溫服。如嗽者，加五味子二兩。

全生指迷竹葉湯方。

石膏肆兩　知母貳兩　麥門冬去心

甘草炙各一兩

右為麤末，每服五錢，水二盞，竹葉一握，煎至七分，去滓溫服。

○全生指迷犀角飲子。

犀角鎊　甘草炙各半兩　防風二兩

黄芩一兩

右為麤末，每服五錢，水二盞，煎至一盞，去滓溫服。

譚氏療小兒豆瘡方。

右用肉爛者，取汁洗之，乾脯亦得，
活人書化毒湯，治小兒瘡豆已出未出，並
可服之。
紫草嫩者　升麻　甘草各半兩
右剉如麻豆大，以水二盞，糯米伍拾粒，
煎至一盞，去滓，溫溫分服。劉氏家傳云，
焚豆瘡欲出，渾身壯熱，不思飲食，若服
此一盞，即內消，已有一兩顆出，即解其
半，若全出，即當日頭焦，只三服差。
○活人書紫草木通湯，治小兒瘡疹，

木通　紫草　人參

茯苓　糯米各等分　甘草炙半之

右剉如麻豆大，每服四錢匕，以水一盞半，煎至一盞，去滓，溫溫分服。

萬全方，治小兒發豌豆瘡。

右用豬膽和朴消塗之。

○董汲治小兒一切風熱，中暑驚悸，瘡疹欲出，多睡，欬嗽涎盛，面赤，手足冷，發溫壯，睡中驚，搐搦不寧，脈洪數，頭痛嘔吐，小便赤黃，抱龍圓。

天南星 剉開裏白者，生為末，臘月內取黃牛胆汁和為劑，却入胆內，阴乾，再為末，半分

天竺黃 二兩　朱砂 二錢，研，水飛

雄黃 半兩，水飛　麝香 好者，一錢　牛黃 壹字

右同研極細，滴水和圓雞頭大，每二歲兒，竹葉或薄荷湯化下一圓，不拘時候。

錢乙抱龍圓无牛黃，孔氏家傳云加牛黃半分，是孫兆方，出後第十九卷風熱門。

○董汲白虎湯，治小兒豆疱，麩疹，斑瘡赤黑，出不快，及疹毒，餘熱，并溫熱病，中暑氣煩躁熱渴方。

石膏 四兩　知母 一兩半　甘草 炙，三分

人參 半兩

右為散，每服二錢，水一盞，入粳米二十粒，同煎至七分，去滓，温服，不以時候。小兒減半服，春冬秋寒有症亦服，但加棗煎，并乳母亦令服之。

王訣牛蒡散，涼風解毒。

右用牛蒡不以多少，炒為末，水煎一錢服。

惠眼觀證天麻散，治傷寒及疹豆，一名紅綿散。

天麻
荆芥穗各一分
甘草炙二錢主

麻黄去節半兩　乾蝎全者七箇

右為末，令勻，每服一錢，水半盞，薄荷兩三葉，酒四五滴，煎兩三沸，帶熱服，如疹子未出，再進一服，相次又服，若得是傷風服亦不妨。

劉氏家傳消毒犀角飲子，治大人小兒內蘊邪熱，咽膈不利，痰涎壅嗽，眼赤臉顋，項結核癰腫，毒聚遍身，風疹癉毒，赤瘤及瘡疹已出未出，不能快透，並皆治療，每服三錢，水一盞，煎七分，去滓，小兒疹豆欲出及已出，熱未解，悉進此藥三四服，快透肌消毒，應手神效。（方見政咽痛門中，活人書鼠粘子湯同。）

張氏家傳小兒斑瘡一出，控心散，

全蝎（二十四箇）　雄黃　麻黃（去節，各一分）

右件為細末，用園荽以酒煎令溫，調下。

張氏家傳小兒風壅作瘡子，解熱散毒，羌活散，

羌活　獨活　川芎

桔梗　蟬殼　地骨皮

前胡　甘草（炙）　柴胡（去蘆）

葫蘇根　　天麻　　荆芥

防風已上淨洗等分

右為細末，每服一錢，水三分，薄荷二葉，盞子内煎二分，通口服，大小加減藥水。

張氏家傳奪命散，治孩兒小兒瘡麻已發未發，並宜服之。

升麻　　糯米　　紫草

甘草已上各半兩　　木通二錢五分

右件為剉散，每服一大錢，水七分，煎四分，去滓温服，六歲五歲已下量大小加減服之。

長沙醫者鄭愈傳，治小兒熱退瘡疹，黃耆散方。

黃耆　柴胡　乾葛

甘草（炙，各壹錢伍分）

右為末，每服一錢，薄荷三葉，水五分，煎至叁分，約三呷，空心。

長沙醫者鄭愈傳，治小兒麻豆已出未出，便服此藥即稀。

牛蒡子（一兩，用麩炒，令黃色，去麩）　甘草（壹錢，炮）

右為末，每服一字或二字，用園荽煎湯
下，

瘡疹出不快第六

養生必用，治瘡子出不快，倒靨方，

紫草茸　木通剉　甘草炙

枳殼麸炒去瓤　各等分

右為末，每服二錢，水一盞，煎至七分，去
滓溫服，日二服，小兒斟量與，

錢乙紫草散，發斑疹，

鈎藤鈎子　紫草茸各等分

右為細末，每服一字，或半錢一錢，溫酒調下無時。

龐涣云，小兒瘡疹氣匀即出快，蓋血與氣相隨，若內有邪熱，即血妄行，使氣不匀，大體瘡疹氣快自匀，豆快毒丹，應瘡疹出，皆宜服也。

牽牛子　木香各一分　內荳蔻半兩去皮

青橘皮壹兩半兩炒半兩生

右件擣羅為細末，滴水和，丸如黍米大，每服七粒至十粒，濃煎紫草葱白湯下乳前，量兒大小加減。

張渙紅粉丹，治腑熱瘡疹不匀。

龍腦細研壹錢　南星臘日釀牛胆中百日內陰乾着取末壹兩

朱砂細研水飛　坯子染胭脂　天竺黄末各一兩

右五味，再研匀，煉蜜和丸如鷄頭大，每服一粒，人參湯化下。

○疹豆論，滑石散方。

滑石　甘草炙各半兩

右為末，每服壹錢半，鷄子清酒少許調下。

案此益元散之祖方

疹豆論脫齒散方、

右以人牙齒脫落者、不拘多少、於瓷瓶内固濟、大火煅令通赤、候冷取出為末、用薄荷酒調下半錢、良久脉平和、毒氣散、瘡如粟米、

疹豆論、小兒瘟毒、豆瘡不出方、

生地黄肆兩　淡豆豉肆兩

右以豬脂一斤和勻、露一宿、煎至六分、候冷、三分減去一分、去滓、下雄黄末一錢、麝香半錢、攪勻量大小飲、若太多反

有所損、

活人書治血散、治瘡子或出不快、

右用白芍藥末一錢、酒調、如欲止痛、只用溫熟水調下、

九籥衛生紫金散、療小兒瘡疹不快倒黶

紫草　蛇退皮炒焦　牛李子炒各半兩

右同為麄末、每服一錢、水七分、煎至四分、去滓溫服、

九籥衛生如聖散、療小兒斑瘡不快、欲倒黶黑凹者、

右用赤芍藥不以多少杵為細末每服半錢煎葡萄酒冷調下

張銳雞峯方治小兒斑瘡出不快

右用開花蘿蔔煎汁時時與飲之

張銳雞峯方治瘡疹薰發不快咽喉不利方見瘡疹攻咽痛門中錢乙附方消毒散同

薰汲紫草散治小兒伏熱熱在胃經暴發豆疱瘡疹一切惡候出不快小便赤澁心腹脹滿方見瘡疹倒靨門錢乙四聖散同

玉訣酒調散治發瘡疹不出

牛蒡子伍錢炒　紫草　麻黃去節各半錢

臭椿子去皮為末一錢

當門子伍粒末一字

右以溫酒調下一字半錢、

三十六種內瘡子候、有紫草湯、

麻黃去節　人參各一分　杏仁七粒去皮

右為麄末、都用水二盞、煎至一盞、去滓、却分為三四服溫下、分作二日服、未可用諸藥、

劉氏家傳、小兒發班瘡、

大蟬蜕（二十一箇，去足洗） 甘草（一錢半）

右用水半椀，煎至一盞，旋與服盡，效。已用驗。

莊氏家傳：治小兒豆瘡出不快，并傷寒不語。

乾野人糞（炭火煅為灰） 腦麝（各少許）

右為末，每服一二錢，新蜜水調下。

王氏手集：透肌散，治藏腑蘊熱，毒氣熏發肌肉，身生疹豆，喉舌生瘡，毒氣未快，懊悶氣喘，煩渴多睡，精神昏塞。（方見已發未發門中。治人書化）

毒湯方同。

王氏手集。治小兒斑瘡不發方。

右以乳香研細。用豬心血為圓。櫻桃大。水磨下一丸。

吳氏家傳。小兒瘡疹不透。

右旋取豬心血。調麝香少許。兩手心中塗之。并塗些小口脣上。即出極效。

趙氏家傳。至聖木星飲子。治小兒瘡子不出。及不快方。

朱砂一分　鬱金半兩

右為細末，每用一字或二字，量兒大小，入龍腦少許，以新汲水茶脚少許同調匀，然後刺豮猪尾血，滴三點子，入藥汁中令服，不過一二時辰，瘡子出便紅活，兒無他病，神效。

長沙医者鄭愈傳，治麻豆不快，紫草膏方。

紫草艸　白附子各壹戥　麻黄去節

甘艸炙，各二戥　全蝎拾箇　殭蚕炒，二箇

右件為末，用蜜一兩，酒半盞，入紫草煎數沸後，令旋旋同和前藥，圓如皂角子

大安朊一粒川紫草湯化下續用黃耆散調治方見瘡疹後解餘毒門中

瘡疹倒靨第七

靈苑治時疾發豌豆及赤瘡子未透心煩狂躁氣喘妄語或見鬼神龍腦膏子方

右用龍腦一錢細研旋滴豬心血和圓如雞頭肉大安朊一圓紫草湯化下少時心神便定得瞌瘡疹發透依常將息取安也活人書既與此方同又與雞峯方錢乙方同仍於小豬兒尾尖取血三

五點研入生腦子少許新水調下名豬尾膏錢乙附方用豬心血和腦子用新汲水化下末省以温酒化下

譚氏殊聖治小兒瘡疹毒氣不散出不快及觸犯黑色奪命膏方

右用黑熟牛李子七月八月內採於盆內研汁生絹裂去滓用銀器盛慢火熬成膏瓷器內收常令透風每服一皂皂大煎杏膠化下如人行二十里更進一服其瘡疹自然紅色毒氣慢此藥神妙

不可說、一切瘡疹出不快、並可服、錢乙方同、名牛李膏、又名必勝膏、云至秌結實、黑圓成穗、或無生者、市肆中買乾者為末、水熬代用、熏汲治小兒瘡疹豆疱惡候、見於皮膚下不出、或出而不長、及黑紫內陷、亦用此藥、仍云、汲小年病此、危惡殆極、父母不忍視、遇錢乙下此藥、得安、因懇求得真方、遂傳於世、惟於收時、不知早晚、故無全效、今并收時載之、九月後、收取研濾成膏、每膏二兩、研入好麝香半錢、收貯不津器中、九籥衛生方同、但用桃膠半兩、半李子一兩、炒為麄末、每服一錢、水七分、煎、至四分、去滓温服、治療亦同、

錢乙百祥圓治瘡疹倒靨黑陷、一名南陽圓、

右用紅牙大戟、不以多少、陰乾、漿水煮軟去骨、日中曝乾、復內汁中煮、汁盡焙乾為末、水圓如粟米大、每服一二十圓、研赤脂麻湯下、吐利同、無時、

錢乙又方、藍根散、

板藍根一兩 甘草剉炒叁分

右同為細末、每服半錢、或一錢、取雄雞冠血三兩點、同温酒少許、食後同調下、此二方若無此證勿服、

○錢壹附方、治瘡疹出不快、及倒黶、四聖散、

紫草茸 木通剉 甘草剉炒

枳殼麩炒去瓤秤 黄耆切焙各等分

右同為麁末、每服一錢、水一中盞、煎至八分、温服無時、

錢乙附方、治瘡疹倒靨黑陷、

右用人牙燒存性、研入麝香少許、每服三錢温酒少許調下無時、

張渙神通散治瘡疹毒氣少大、小便利、倒伏不出、

生乾地黄炒 乾地龍緊確者、去土微炒、各壹兩、

已上擣羅為細末、次用

好朱砂壹兩細研水飛

右件同拌匀、每服一字、煎胡荽酒少許同温湯調下、

張渙山梔湯方、治麩疹及斑毒、狀如蚊蚤所嚙、若毒盛色黑者、兼宜服後方宣毒膏、

山梔子仁　白鮮皮　赤芍藥

川升麻各壹兩　寒水石　甘草炙各半兩

右件擣羅為細末、每服一錢、水八分、一盞、入紫草薄荷各少許、煎五分、去滓、放溫服。

張渙宣毒膏方、治毒氣盛瘡疹已出不快倒靨、急服此藥、曾經大效。

獖豬臘八日、取尾後一刺血壹升、先用新瓦盆盛、

好朱砂（細研水飛）揀乳香（細、研各壹兩）
甘草（末）馬牙硝（各半兩）腦麝（各細研一分）
右件一處同猪血拌調細勻、用一寬舊
竹筒一箇、底留一節、都入諸藥在筒內、
用答紙數重繫合於箇[筒]口邊、通一竅子、
以麻索子、繫垂於大糞坑屋梁上至清、
明日取出曝乾、更入腦麝各一錢、研細
勻、滴水和、圓如皂皂大、煎人參湯化下。
若毒盛瘡黑倒靨、服之者、瘡疹紅活再
長、神妙。

痧豆論化毒散方、

欝金一枚　甘草炙各一分

右用水半椀同、煎令水乾、去甘草、將欝金切作片子令乾、為末、入生腦子半錢研令匀、用生豬血研成稀膏子、煎薄荷湯化下一錢、不過二服、其毒氣從手足心出、乃差、此五死一生之候、若便血瘡壞無膿者、十死不治、一法可用蟬蛻末半錢、好腦子一皂子大、豬心血三皂子大、和作膏子、用熱酒浸紫草令温、化下。

服、移時身上發大熱、瘡毒頓出、然後依
證調治、
良方、療治瘡疹欲發及已發、面陷伏者、皆宜
速治、不爾毒入藏、必致困、宜服此、與靈苑有加減、
右取臘月豬血、瓶盛、掛風中令乾、用半
棗大、加龍腦大豆許、溫酒調下、潘醫加
菉荳英粉半棗大、同研、病微者即消、甚
則瘡發愈、予家小女子病傷寒、但腹痛
甚、晝夜號呼、手足厥冷、數日漸加昏困、
形證極惡、是時例發瘡子、予疑其為醫

以藥伏之，先不蓄此藥，急就屠家買少
生豬血，時盛暑，血至已敗惡，無可奈何，
多以龍腦香和，灌之一服，遂得少睡，須
臾一身皆瘡點，然遂安，不爾幾至不救
活人書無比散，治瘡疹惡候不快，及黑瘡
子，應一切惡候，
朱砂壹兩，先研如粉彩　牛黃　腦麝
膩粉各一分，研細
右同研細，如有患者，小兒一字，大人半
錢，水銀少許，同小豬尾上血三兩滴，

新汲水少許同調服先寧穩得睡然後
取轉下如爛魚腸葡萄穗之類臭涎惡
物便安小兒用奶汁滴丸妙
九籥衛生倍金散療小兒瘡疹倒靨黑色
窮賊子（炒弍兩） 神麯（炒半兩） 減杖花
山果子（和核一兩）
右同為麤末每服一錢水八分入荊芥
七穗紫草十根煎至四分去滓溫服
聚寶方定命朱砂散治小兒瘡子毒氣不
出或出後乾黑色服此藥發出毒氣瘡子

細

紅而出。

朱砂半兩　生龍腦　滴乳香

馬牙硝四味各研　甘草為末各二錢

右五味研勻，用十二月新豬血半升，

同研勻，取青竹筒筒長二尺，留兩頭節，開

一頭作竅子，注藥在內，黃蠟塞定，以油

絹緊裹封，勿令透氣，埋地坑中，至一百

五日取出，水洗，掛風中四十九日，劈開

取藥，研為細末，每服半錢，新水調下。

聚寶方抵聖圓，治小兒斑瘡不出反入方。

又取十二月老鵶左翅，不許多少，風中令乾，辰日燒為灰，用中等豶猪觜上刺血為圓，如雞頭大，每服一圓，取豶猪尾上血少許，溫水同化下，未效，三兩時間更一服。

董汲救生散，治小兒瘡疹膿疱，惡候危困，陷下黑色方。

豶猪血（臘月內，以新瓦罐子內盛，掛於屋東山陰乾，取末。）

馬牙硝（研，各壹兩）　鵬砂　朱砂

牛黃　腦麝（各壹錢）

右同研極細、每二歲兒取一錢、新汲水調下、大便下惡物、瘡疱紅色為度、不過再服、神驗無比、

董汲玳瑁散、治小兒瘡疹熱毒內攻、紫黑色、出不快方、

右用生玳瑁、水磨濃汁取一合、獖豬心一箇、取中血一皂子大、同研、以紫草濃煎湯調、都作一服、

張氏家傳胃愛散、調理小兒脾虛吐瀉、如斑瘡未出、醫人不識形候、便將冷藥冰却、

瘡子致令內伏不出、將此胃愛散調理、如身體汗、即不用控心散發也、如無汗出、即用控心散發之、後下羗活散與胃愛散、羗活散控心散方並見瘡疹已出未出門中、

糯米壹兩　乾淡木瓜叁分　甘草壹分

丁香貳拾伍粒已上四味一處同炒焦黃為度　藿香葉

紫蘇葉各壹分

右件藥同一處令乾、碾為細末、每服一錢半錢、煎粟米棗子湯調下、

張氏家傳脫殼散、

右以鷄抱出殼子，於新瓦上焙乾，去膜取殼，擣研如粉，遇小兒斑瘡倒攧不出，或藏腑糞血糞黑頭瘡，昏瞪不醒，用酒調一字，塗兒脣上，令兒舐，或以酒調塗風池背上心前，此名脫殼散，或熱湯調一字喫之。

張氏家傳又方化斑散

石膏（火煅，或用鹽紙裹，炮令透，為末，或用泥團燒之，取出去火毒，為細末。）

知母（片切焙乾，為細末。）

右對等分，用熟水調一字服之，或調塗

脣上，去頭疼，除昏，發泄瘡子。此名高毋。
化斑散，治小兒斑瘡。此二方極妙，然後
方恐太涼。
張氏家傳紫草湯，治小兒疹豆欲黑。方見瘡疹
出不快門中。養生必用方同。
莊氏家傳小兒瘡疹倒擫不出者。
人齒壹枚，燒一灰，研細。赤小豆柒粒，為末
右同作一服，薄荷溫酒調下。
莊氏家傳小兒斑瘡倒擫，并黑色者，謂之
鬼瘡子。

右用人齒、不拘多少、炭火燒灰、研細、獖猪尾血調下二錢、移時再服。

莊氏家傳又方。

赤馬糞乾着　白礬各壹兩

右入甘鍋子内、以礬在下、用泥固濟牢固、用炭火三斤煅、以火盡為度、候冷取出、細研、入腦麝各一字、再研匀、十歲已下半錢匕、十歲已上一錢匕、羌薑酒調下、更看疾勢加減。

莊氏家傳治瘡子倒靨黑方。

右用臘月中大糞燒灰為末，入生龍腦少許細研，每服半錢，新汲水下。

王氏手集：治豆瘡倒黶不出方。

牛蒡子（半兩，炒）　紫草（壹分）

右為末，每服一錢，入麝香少許，溫酒調下，不過三服立愈。

王氏手集：治大人小兒瘡子倒搐方。

白花蛇（連骨壹兩，慢火炙，令乾，勿焦）　大丁香（貳拾壹粒）

右為末，大人每服一大錢，小兒半錢，以水解淡酒調下，如黑搐者，服之移時，重紅生如聖。

王氏手集。治瘡子倒厭方。
右用橄欖子核中。截斷。水磨少許服。立發。

趙氏家傳。麻黄湯。治斑瘡倒黶。
右用麻黄三十寸。去節。蜜拌炒令香。紫色為度。水一盞。煎六分服。余得此方後，往知兖州仙源縣。值工筆李用之子斑瘡倒黶，已至危困。投此藥一服，瘡子便出。其應如神。末至胃爛便血者，皆可治。

長沙醫者鄭愈，治療瘡子倒靨。

右用濕生蟲，不計多少，焙乾為末，酒調下一字。

瘡疹太盛第八 煩喘躁渴附

治人書，犀角地黄湯，治傷寒及溫病，應發汗而不發汗，內有瘀血者，及鼻衄吐血不盡，內有餘瘀血，面黄，大便黑者，此方主消化瘀血，兼治瘡疹出得太盛，以此方解之。

犀角 屑壹兩，如無，以升麻代之。　生地黄 半斤

芍藥 叁分　牡丹 去心壹兩

右剉如麻豆大，每服五錢匕，水一盞半，煮取一盞，有熱如狂者，加黄芩二兩，其人脉大来遲，腹不滿，自言滿者，為無熱，不用黄芩。

疹豆論，甘草散方，若瘡未出，及雖出燥渴者，宜服。

右用大甘草，不以多少，炙過為細末，每服一錢，或二錢，水一盞，煎至六分，去滓，不計時候呷之，以少解利熱毒即住，若瘡出遲，當服紫草飲子。方見瘡疹初出門，與聖惠同。

陳本熟作熱

大人當針兩脘硯子骨間，男左女右，取之，或灸一壯，亦助發出疹豆，毒氣已發不必用之。

疹豆論，瘡疹若煩喘甚者，即用麻黄湯主之方。

麻黄　杏仁　桑白皮

甘草各壹分，炙

右件為剉散，每藥一兩，用水七合，煎至四分，放温服，若脉數有熱未退，入竹瀝一半代水煎，或咽喉痛并嗽，入麝香少

許、

瘡疹愛護面目第九

聖惠、治小兒疹豆出後、即須愛護面目、勿令沾染、欲用胡荽酒噴時、先用此方塗面上、然後方可噴四肢、大人嬰孩有此疾、悉宣用黃蘗膏方

黃蘗壹兩　菉豆壹兩半　甘草肆兩生、用兩

右件藥擣、羅為末、再研令細、後以生麻油調、如薄膏、從耳前眼唇並厚塗、日三五遍、上塗面後、可用胡荽酒噴也、早用

此方塗於面上令不生疹豆也如用此方塗遲纔出疹豆亦少諸家方愛護面目者皆以此方治療分兩用法皆同惟疹豆論一料用菉豆粉三兩半

莊氏家傳小兒患瘡疹令不入眼方

右用白芥子為末水調傳脚心

王氏手集小兒疹豆初發便令煎油渫糤子之類令兒看之每哺兒切忌醬醋五味馬牛鷄鵞野味等物止令食淡熟猪肉淡粥飯餅餌之類不能久食淡入少

鹽無害。又於浸晨人未起時，抱兒於井上，令自技菜豆七粒於井中，云使兒斑瘡不入眼。又小兒瘡疹，若食熟雞鴨等卵，未有不損眼目者，雖瘡疹已可，尚宜數月勿食。

瘡疹攻咽痛第十

錢乙附方。甘露飲子，治心胃熱咽痛，口舌生瘡，并瘡疹已發未發，並可服。又治熱氣上攻，牙斷腫，牙齒動搖。

甘草（剉炒）　山茵蔯葉　石斛（去苗）

枇杷葉（去毛） 枳殼（麩炒去瓤） 黃芩（去心）

生熟乾地黃（焙秤）

天麥門冬（各去心焙秤）

右各等分為麤末，每服二錢，水一盞，煎至八分，食後溫服。牙齒動搖，牙齗腫熱，含嗽渫并服。

錢乙附方消毒散，治瘡疹未出，或已出未能勻遍，又治一切瘡，涼膈去痰，治咽痛。

牛蒡子（貳兩炒） 甘草（半兩剉炒） 荊芥穗（壹分）

右同為麤末，每服三錢，水一盞半，煎至

一盞温服，不拘時。

○活人書如聖湯，治小兒瘡疹，毒攻咽喉腫痛。

桔梗　甘草生　牛蒡子炒，各壹兩

麥門冬去心，半兩

右為細末，每服二錢，沸湯點，細細呷服，入竹葉煎尤妙，董汲方同，以牛蒡子為惡實，蓋異名也。

活人書鼠黏子湯，治疹豆欲出未能得透，皮膚熱氣攻咽喉，眼赤心煩，

鼠黏子肆两，炒香　荆芥穗贰两　甘草炙

防风各壹两

右擣羅為末，每服二錢，沸湯點服，食後臨卧，逐日三服，大利咽膈，化痰涎，止嗽。若春冬間常服，免生瘡癤，老幼皆宜服。

九篇衛生，紫河車散，療小兒斑瘡毒氣不解，攻咽喉，音聲不出，舌頰生瘡，渴逆煩悶，潮熱面赤。

紫河車　茴草根　貫衆各壹两

芍藥　甘草炙，各半两

右為麤末，每服一錢，水七分，生薑二片，煎四分，去滓溫服。一方加牛蒡子一兩。

董汲神仙紫雪，治大人小兒一切熱毒，胃熱發斑，消豆疱麩（麩）疹，及傷寒熱入胃發斑，并小兒驚癇涎厥，走馬急疳，熱疳黃瘦，喉痺腫痛，及瘡疹毒攻咽喉，水漿不下方。

黃金壹佰兩　寒水石　石膏各叁斤

犀角　羚羊角各拾兩屑　元參壹斤

沉香　木香　丁香各伍兩

甘草捌兩　升麻陸兩，皆㕮咀

右以水五斗煮金至三斗，去金不用，入諸藥再煎至一斗，濾去滓，投上好芒硝二斤半，微火煎，以柳木篦攪勿停手，候欲凝，入盆中，更下研朱砂、真麝香各三兩，急攪勻，候冷，貯於瓷器中，勿令見風。每服一錢，溫水化下，小兒半錢、一字。咽喉危急，捻少許乾嚥之。

瘡疹大小便不通第十一（赤澁附）

○張渙川黃散方：治麩瘡、瘡及斑瘡大便不通。

川大黃（剉碎，微炒）　川芎（各一兩）　甘草（炙）

黄芩微炙　枳殼麸炒去瓤，各半兩

右件擣羅為末，每服一錢，水一小盞，入紫草少許，煎五分，去滓温服。

張涣敗毒牛黄丹方，治瘡疹出定，大便不通，瘡出膿汁不乾。

真牛黄　川大黄末，各壹兩　粉霜

真珠末，各壹分

右件同研勻，鍊蜜和圓如黍米大，每服十粒，煎人參湯下，量兒大小加減。

全生指迷大承氣湯方

厚朴捌两　大黄肆两　枳實麸炒壹两

右為麤末，每服五錢，水二盞，煎至一盞，入芒硝一錢，去滓温服。

董汲利毒圓，治小兒瘡疹欲出，胃熱發温壯，氣麤腹滿，大小便赤澀，睡中驚，煩渴，口舌乾，手足微冷，多睡，時嗽，涎實，脉沉大滑数，便宜服之方。

大黄半两　膩粉炒壹錢　大青壹錢

龍腦　朱砂各半錢　檳榔

生牽牛取末各壹錢半　黄芩

青黛各一錢

右杵研為細末，麪糊為圓如黄米大，每二歲兒服八圓，生薑蜜水下，不動再服，便量兒大小虚實加減。

劉氏家傳：治嬰孩小兒斑瘡水豆，心燥發渴，及小便赤色，口舌生瘡，通心經通關散方。

山梔子壹分半，炒　大黄壹錢，炒　木通炒

甘草炙　瞿麥去麄梗　茯苓

人參　滑石　車前子炒，各壹分

地扁蓄（半兩用嫩枝葉焙）

右為細末，每服嬰孩一字，二三歲半錢，四五歲一錢，以水一藥注，或半錢（銀）銀（盞）入燈心，同煎十數沸，溫服。

瘡疹便膿血第十二

疹豆論　小兒瘡疹，其或下痢赤黃膿血，及溫身熱，當服薤白湯。

薤白（半切）　豆豉（壹盞）　山梔子（拾枚）

右用水五盞，同煎薤白，爛為度，去滓，量大小服之，解去惡積。

蓮汲治小兒瘡疹陽毒，入胃便血，日夜無節度，腹痛啼哭，牛黃散方。

牛黃壹錢　鬱金壹兩

右研為末，每二歲兒服半錢，以漿水半盞，煎至三分，和滓溫服，量大小，以此增減之，日二服。

瘡疹膿汁不乾第十三

疹豆論：治小兒麻豆瘡子，已出太盛，發潰膿水，黏衣着席，不能轉動，疼痛濕爛，傳之便乾，更不成瘢痕方。

右用牛糞不以多少曬乾火煆成灰取心中白者研令極細如用蛤粉相似用綿撲撲有瘡處不以時候一方用烏牛糞一方用黄牛糞長沙醫者王兊獻方亦同名白龍散

疹豆論瘡疹發膿痛甚者

右用淨黄土細羅為末傅之

疹豆論小兒大段瘡發不通臥蓆方

右用麥麩不計多少床上拈臥將息

瘡疹入眼第十四

龍目論治小兒斑瘡入眼外障此眼初患

時、不論大小、須患班瘡一度瘡子患時覺入眼中、即須將息慎忌、若不忌口將息、即便疼痛淚出、亦澀怕日、難開瞼便翳如銀色、此為熱氣在肝、上衝入眼、肝膈壅毒、致成障翳、宜用秦皮湯洗之、然後眼涼肝圓（二方並見本門）亦不宜鎌洗出血點藥桃撥疼痛定後、即點退翳藥、亦得立效。

惠濟論、小兒班瘡入眼候歌

班豆幾生眼不開、淚流頻有熱橫頤、
如桃瞼赤如錐痛、此疾應知奔眼來。

因與毒餐同熱麵或因鷄鴨與鵝炙

急交製造咸靈散百日無踰尚可回

龍木論涼肝圓方

防風貳兩 黃芩 茺蔚子

黑參 大黃 知母各壹兩

人參 茯苓各壹兩半

右為末煉蜜和圓梧桐子大空心茶下十圓

龍木論秦皮湯方

秦皮貳兩 秦艽 細辛

防風各壹兩　甘草半兩

右為末、水二盞、散二錢、煎至三五沸、淋

洗眼、立効。

聖惠治小兒疹豆瘡入眼、并無辜氣入眼。

蜜蒙花散方

蜜蒙花叁兩　青葙子壹兩　决明子

車前子各壹兩

右件藥各擣羅為末、每服以蜜蒙花一

錢半、諸藥各半錢、相和令匀、用羊肝一

大片切破、摻諸藥在肝內、以濕紙裹煨

令熱空心量力與食之。錢乙治小兒豆瘡入眼，及無辜氣入眼方，同名羊肝散。治人書，治疹豆瘡，并諸毒氣入眼，亦名蜜蒙花散。

譚氏殊聖，治瘡子入眼，仙靈脾散。

仙靈脾　威靈仙各等分

右件為末，每服二錢，食後用米飲調下。小兒半錢，與趙氏家傳方同，趙氏名二仙散，治斑疹入眼，因食毒突睛出外。

養生必用，治目暴赤腫痛，小兒斑瘡入眼

方。

蔾子炒香　蔓菁子絹袋盛飯上蒸熟取出焙乾炒令香

甘草炙　木賊去節各等分

右為末，沸湯點一錢，食後服，日三。

養生必用治小兒班瘡入眼方。

穀精草　蛤粉等分

右為末，每服一錢，豬肝二兩，批開摻藥在內，捲了，青竹葉裹，麻縷扎定，水一椀煮，令熟，入收於瓷瓶內，薰眼，候溫取食。日作，不過十日退。治人書治小兒瘡子入眼，方同，名蛤粉散。

錢乙蟬蜕散，治班瘡入眼，半年已裏者，一月取效。

蟬殼（去土取末壹兩）　豬懸蹄甲（貳兩，罐子內鹽泥固濟燒存性）

右二味，研入羚羊角細末一分拌勻，每服一字，百日外兒半錢，三歲已上一二錢，温水或新水調下，日三四，夜一二，食後服，一年以外難治。

錢乙附方，治瘡疹太盛，宜服此調肝散，令不入眼。（方見已出未出門中，聖惠犀角飲子同。）

錢乙附方、治瘡疹入眼、

馬屁勃　蛇皮各半兩　皂角子拾肆箇

右入小罐子內、鹽泥固濟、燒存性、研細、溫酒調下一二錢、食後服、董及方同名蛇蛻散、

錢乙又方、治瘡疹入眼成翳、

菰藪根半兩　蛇皮貳錢

右同為細末、用羊子肝一箇、批開、入藥末二錢、麻纏定、米泔煮熟、頻與食之、未能食肝、與乳母多食、董汲方同、名真珠散、仍云少小未能食、即羊令熟令熟研

和為圓，如黃米大，以米泔下十圓，或乳上與亦可，日三服。

錢乙又方。

右用蟬殼末，水煎羊子肝湯調服，二三錢。凡豆瘡纔欲着痂，即用酥或面油不住潤之，可揭揭即揭去，若不潤及遲揭，瘡痂硬即隱成瘢痕。

張渙決明丹方，治瘡疹豆瘡後毒氣入眼。

決明子　蜜蒙花各壹兩　青葙子

車前子　川黃連去須　羚羊角屑各半兩

豪當膏

右件擣，羅為細末，煮羊肝一具，切破，同諸藥擣一二百下，如黍米大，每服十粒，荆芥湯下，乳食後，量兒大小加減。

○張渙護目豪方，截斑毒入眼。

黄蘗蜜炙　菉豆　紅藍花各壹兩

甘草半兩，生用

右件擣，羅為細末，研勻，用好脂麻油調如薄膏，從耳前眼背外塗之，時時用。

惠濟論，威靈散，治小兒斑瘡雀目，眼生翳障遮瞞。

威靈仙　仙靈脾　甘草炙
茯苓　子芩　青箱子
大青　芍藥　大黄蒸
右等分爲細末，每服半錢，或一錢，豶猪膽二箇，批開，摻藥末在内，麻皮纏，米泔煮熟，放冷喫。

良方，治小兒豌豆瘡入目痛楚，恐傷目。
右用浮萍陰乾，每服一二錢，隨兒大小，以羊子肝半箇，入盞子内，以杖子刺傷爛，投水半合，絞取肝汁調下，食後服。不

甚者一服差。已傷目者十服差。荆州杜

醫用此藥。前後效者甚多。

疹豆論。蕤仁散方。

蕤仁（去皮尖）　黃芩　梔子仁

黃連　黃蘗皮　川升麻

甘草（炙各壹兩）

右為細末。細每服二錢。用水一盞。煎至六

分。去滓。食後溫服。量兒大小。如生瞖障

重者。兼蜜蒙化散。

疹豆論。蜜蒙花散方。

密蒙花叁两、别为末、　井泉石

青葙子　決明子　車前子各壹两

右為細末、密蒙花散半錢末、與蕤仁散

半錢相和合、羊肝一片切破、摻藥末在

肝內、濕紙裹、火煨令熟、空心量力食、翳

膜退即止服。

活人書、決明散、治疹豆瘡入眼方。

決明子　赤芍藥　甘草炙、各壹分

苽蔞根半两

右擣羅為末、每服半錢、蜜水調下、逐口

三服、

活人書、撥雲散、治疹豆瘡入眼、及生翳方、

右用桑螵蛸真着一兩炙令焦細研擣羅為細末、入麝香少許令勻、每服二錢生米泔調下、臨臥服、

活人書、通聖散、治疹豆瘡入眼、及生翳方、

白菊花（如無、只甘菊花代之、然不如白菊、）菉豆皮

穀精草（去根各壹兩）

右擣羅為末、每服用一大錢乾柿一箇、生粟米泔一盞、共一處煎、候米泔盡、只

将乾柿去核，與食之，不拘時候，一日可喫三枚，日淺者五七日可效，遠者半月餘。

聚寶方：泉石散，治小兒風熱攻眼，及班瘡入眼。

井泉石（先為末，再研水飛。）　蟬殼

蛇皮　甘草（三味炙，已上各壹兩）

右四味為末，每服半錢至一錢，蜜水調下。忌油膩。

劉氏家傳：小兒目中豆瘡成翳方。

大黄（炒為細末，挑貳錢）、　水銀（半錢）

右用男人津唾化水銀為泥、次入大黄末、方入冷水調塗顖上、如乾時用水濕之、極效、

劉氏家傳、治眼昏澀、赤脉侵睛淚多、或作翳障、羚羊角圓方、

羚羊角（屑）　黄芩　大黄

菟絲子（各貳錢半）　當歸　元參

甘草（炙）　木賊　蟬殼（去足）

珎珠（末）　決明子（炒各半兩）　荊芥穗

川白芷　蒼述用米泔汁浸壹宿焙乾各貳兩

羗活壹兩

右件為末，錬蜜為圓，如彈子大，每服一圓，食後用荆芥湯嚼下。小兒斑瘡眼，看兒大小，加減用蟬殼湯化下，食後服。

張氏家傳治孩子豆瘡入眼。

蕤仁　桃仁

杏仁各柒箇皮尖次入　膩粉

龍腦　硇砂　牙硝各壹銖研極細

右用白沙蜜調末，炙三次，收之，每用一

粟米點。立效。

張氏家傳治小兒𤶼豆瘡入眼，昏暗翳膜遮障，金花散。

黃連（去須）　菊花　枸杞子（各壹兩）

牛蒡子（微炒，半兩）　甘草（叁分，炙）

右件擣羅為末，每服一錢，薄荷湯調下，不計時候服。

張氏家傳治小兒斑瘡入眼。

黃連　菊花　蜜蒙花（各半兩）

蛇皮（壹條，燒灰存性）　甘草（炙，壹兩）

右件為散，鍊蜜圓如菉豆大，冷菉豆湯下五圓十圓，加減用。

張氏家傳：治小兒斑瘡入眼，蛇退散。

蛇蛻皮　馬屁勃　皂角（不蛀者）

穀精草

右四味，各秤等分，同入瓦藏餅內，用鹽泥固濟，木炭火燒令通赤，出，於地坑子內出火毒，候冷取出，細研為末，每服一字，溫米泔調下。

莊氏家傳：樺皮散，治小兒斑瘡入眼，及裹

黑睛。

樺皮　頭髮　蛇蜕各半两

右細剉，淨器内點火燒之，候煙盡研細，每服半錢，煎黑豆湯入酒三滴調下，日五服。

莊氏家傳又方。

右用蠶沙燒灰為末，每服一錢，以米泔研生菉豆七粒調下，每夜一服，病去即止。

莊氏家傳斑瘡入眼方。

右用黄芩為末，臘月内黄牛膽内就吊於北陰中，旋圓菉豆大，麵湯下五圓，只一服退，隔年者三服至五服，三年外者不瞖。

王氏手集：小兒瘡疹入眼方。

地骨皮　鹽豉等分，於新瓦上焦

右為末，每服一錢，陳粟飲調下，日三服。神妙。

善化陶宰：治小兒斑瘡入眼。

右用生鱔魚，以針刺血，貯器内，點入眼

即愈，甚佳。

長沙醫者丁時發傳，治斑瘡入眼方。

斑瘡入眼莫尋常，熱氣流來到此方，
鶴項一膏能取効，時間病退號醫王。

黄芩散 謂塗藥如鶴項。

黄芩　山梔子　黄丹各等分

右件為末，用牛蒡子菜杵汁調，塗在項門。

長沙醫者丁安中傳，治斑瘡翳障，眼不見光明，宜服蟬退散。如睛爆破，不可醫。

蟬蜕去土　蛇蜕炙　川升麻洗
蒺藜炒去角　黄連炒　穀精草
大青草　仙靈脾　威靈仙
井泉石各半兩　朱砂研　螺粉各壹分
右為細末，每服半錢或一錢，蜜水調下，
大人小兒加減服。
長沙醫者鄭愈傳，治小兒斑瘡眼，甘菊花
散方，
甘菊花　穀精草　石決明各等分
右件為末，每服二錢，水一盞，入乾柿一

箇同煎至七分，只服乾柿細嚼服。

聖惠灸法：小兒斑瘡入眼，灸大抒二穴，各一壯，項後第一椎下兩傍，各一寸半陷者中，炷如小麥大。

瘡疹後解餘毒第拾伍

聖惠治小兒疹豆瘡出盡後，宜服大黃散方。

川大黃（剉碎，微炒）　黃芩　黑參（各半兩）

右件藥擣麤羅為散，每服一錢，以水一小盞，煎至五分，去滓放溫，量兒大小分減服之，萬全方同。

○疹豆論，若瘡毒出盡後，宜服黃芩散以解餘毒方。

黃芩　大黃各半兩　山梔子仁叁分

元參叁錢

右件爲麤末，用末一兩，水二升，煎至八合，去滓，量大小服，嘔吐當先定。

疹豆論，瘡毒出盡，服黃芩散，以解餘毒。嘔吐先定，尚口赤有瘡，下部亦有瘡，自下利着，服黃連散方。

黃連　厚朴（炙，各壹兩）　陳皮

杏仁（去皮尖）　枳實（麸炒）　麻黃（去節）

乾葛（各半兩）

右件為剉散，每服藥一兩，水一升，煎至半升，量大小與服，一日三服，下利後別看形候用藥。

疹豆論：瘡疹出後，煩喘，小便不利者，宜進燈心湯主之。

燈心（壹把）　鱉甲（醋炙黃，秤取貳兩）

右為剉散，每服用一兩，水八合，煎取四

合量大小温服。

董汲甘露飲子，解胃熱及小兒瘡疹已發後餘熱温壯，齒斷宣腫，牙痛不能嚼物，飢而不能欲食，煩熱，身面黄及病瘡疱，乳母俱可服之。方見瘡疹攻咽痛門中錢乙方同

董汲調肝散，䟽肝藏邪熱，解散斑疹餘毒。方見瘡疹已出未出門聖惠方犀角散同。

劉氏家傳治嬰孩小兒斑瘡，餘熱不退，槐花散方。

槐花　赤小豆各炒貳錢

麝香少許研

右為細末、每服半錢、用蜜湯調下、不計時候、

王氏手集、治豆瘡出欲盡、便服之、如入眼即自退、淨心散方、

蛇蛻壹條燒灰　不蚛皂角拾挺燒灰

甘草生用為末各半兩

右研細、每服一錢、熟水調下、小兒半錢、

王氏手集、牛黃生金散、解利瘡子、

虎杖　滑石各壹兩　甘草貳錢半

藿香一錢頭高

右為細末，每服一平錢，水八分，煎至三分，去滓，通口服，兒大增之。

吉氏家傳：牛蒡散，治小兒疹豆不出，或用藥發出後，餘熱未退，發渴飲水，乃下血斑疼痛，用此藥解。方見瘡疹攻咽痛門中，錢乙消毒散同，此以薄荷湯調下一錢，未出者紫草湯調下。

長沙醫者鄭愈傳：黃耆散方。

黃耆　柴胡　乾葛

甘草各一錢半

右為末，每服半錢，薄荷三葉湯，水五分，煎至三分，作三呷，空心服。

瘡疹後滅瘢痕第十六

巢氏病源傷寒發豆瘡後滅瘢候，傷寒病發瘡者，皆是熱毒所為，其病析則瘡愈，而毒氣尚未全散，故瘡痂雖落，其瘢猶黶，或凹凸肉起，所以宜用消毒滅瘢之藥以傳之。

譚氏小兒方，療小兒面上瘡，豆子瘢。

右用黃明膠，慢火炙為末，溫酒調服一

錢乙出者服之無瘢未出服之瀉下

譚氏小兒方療豆瘡瘢黶

右以蜜陀僧細研水調夜塗之明旦洗

去平復矣

聖惠治小兒熱毒發疹豆瘡初愈宜塗瘡

瘢方

蒺藜子　豉各壹兩　梔子仁貳兩

右件藥擣細羅為散用醋漿水調如泥

每服塗瘡上來日以淡漿水洗之

聖惠又方

胡粉壹两　膩粉壹分

右件藥相和研令勻，入鍊了猪脂拌和如膏，薄薄塗瘢上，每夜臥塗之，至明以漿水洗之。

聖惠又方：

鷹糞白壹两　衣中白魚貳拾枚

右件藥細研，入白蜜調和，如稀餳，用塗瘡瘢上。

聖惠又方：

牡蠣煆為粉叁两　土瓜根壹两

右件藥擣細羅為散，每服夜取二錢，用白蜜調塗面及瘡瘢，明旦以暖漿水洗之。

聖惠治小兒傷寒熱毒斑瘡疹豆瘡，差後滅瘢膏方。

馬齒莧自然汁壹升　鍊成猪脂叁兩

右件藥相和，以慢火煎成膏，日夜塗瘡瘢上。

聖惠又方。

羊胏膽壹具，用酒一升，浸一宿，來日覺濾去汁，取羊胏盡去筋膜。

牛酥肆兩

右二味，入銀銚子內，慢火煎三五沸，新綿濾入淨器中盛，每夜取塗面上，來日用生甘草一兩，以漿水二大盞，煎七八沸，去滓，放溫，洗面。

聖惠又方。

豬脂壹斤　天鼠貳枚

右二味，細切，入銚子內煎鍊，令天鼠焦，絞濾取膏，日夜摩塗瘡瘢上。

聖惠又方。

右用鸕鷀糞二兩，研如粉，以鍊了臘月

豬脂三合調攪令勻塗於瘡瘢上

聖惠又方

右用川升麻不計多少細剉用水煎去滓取汁以綿沾汁洗拭瘡瘢上

聖惠又方

豉一升　羊糞一合

右件藥相和以水一斗煎十餘沸去滓看冷暖洗浴瘡瘢

聖惠又方

右用黃蘗細剉二兩以水二升煎取一

升去澤摩拭瘡瘢上

聖惠又方

右用赤小豆末一兩以雞子白調如稀餳塗瘡瘢上

聖惠又方

右用上好白蜜不計多少通身塗瘡痂落無瘢

聖惠治小兒疹豆瘡并滅瘢痕方

右用羊髑骨髓一兩鍊之入輕粉一分研成白膏於瓷合內盛用塗瘡上滅瘢

極效

張渙青金散方，治豆瘡焮疹瘡瘢、不省。

白蒺藜　山梔子（並為細末）　青黛（研細，各半兩）

膩粉（研，一分）

右件一處都細研為末，每用少許，生油調塗瘡上。

良方，療病豌豆瘡欲無瘢。

右頻揭去痂，勿令隱肌，乃不成瘢，縱揭傷有微血，但以面膏塗，即無苦也。瘡家不可食雞鴨卵，即時盲瞳子，如卵白其

幼幼新書

十九

幼幼新書卷第十九 諸熱疾延 凡十門

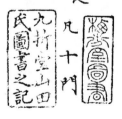

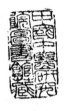

疾涎第十

胎熱第一

茅先生小兒生下二七日有中胎熱候遍身黃疸腫滿眼不開作呻吟聲此候本因母受胎時身體不安而服藥牙兒在胎中受毒藥至有此候所治着先以紫龍水一日三次洗牙兒然用牛黃膏妳上吮下方見膈熱門中一日下四肢如此調理三日愈如見肚膨身黃腫不退握拳眼視不治紫龍水方無

錢乙論胎肥云小兒生下肌肉厚遍身血

色紅滿月以後漸肌瘦目白睛粉紅色五心熱大便難時時生涎浴體法主之又云胎怯者生下面色無精光肌肉薄大便白水身無血色時時哽氣多噦目無精彩當浴體法主之又云胎熱則生下有血氣時叫哭身壯熱如淡茶色目赤大便赤黃糞稠急食乳浴體法主之更別父母肥瘦肥不可生瘦瘦不生肥也浴體法見搐搦門中

茅先生小兒中胎熱歌

孩兒生下中胎熱面臉口鼻悉皆黄

此是血疽須細審，忽然着病見危亡，

靈苑銀液丹，治大人小兒一切諸風諸癇，手足拘急，眼目不定，心煩吐逆，兼治小兒胎熱，攻注脾胃，面色多變，水瀉泄滯，並皆治之。

黑鉛 半斤，鍊十遍，秤取三兩，再於銚內鎔成汁，水銀三兩，投入汁中，結作砂子，分為數塊，用絹袋子盛，以甘草水煮半日，候冷細研

天南星 三分，為末　膩粉 乙分　朱砂 半兩，細研

鐵粉 將小飛過候乾，秤三兩用

右五味同一處研勻，以麵糊為圓，如菉

豆大，每服五圓，用薄荷蜜湯下，不計時候，大人圓如梧桐子大，薑湯下，喫後微利為妙。

萬全方，治小兒胎熱，心藏氣壅，煩熱驚悸。

朱砂圓，

通明朱砂　龍膽去苗　黃連各半兩

鉛霜研入　鐵粉細研，各一分　牛黃細研，一分

右件為細末，都研令勻，以粟米飯和圓如菉豆大，每服五圓，以薄荷蜜水送下，量兒大小加減。

膈熱第二 亦名壅勲 勲恐當熱字

太醫局涼膈撒（散）治大人小兒腑藏積熱煩躁多渴面熱頭昏脣焦咽燥舌腫喉閉目赤鼻頷頰結硬口舌生瘡痰實不利涕唾稠黏睡臥不安譫語狂妄腸胃燥澀便溺秘結一切風壅膈熱並宜服之

川大黄 剉　朴消　甘草 爁各二十兩

山梔子仁　薄荷 去土用葉　黄芩 各十兩

連翹 二斤半

右為末每服二錢水一盞入竹葉七片

蜜少許，同煎至七分，去滓，食後温服。小兒可服半錢，更隨歲数加减服之，得利下住服。

太醫局龍石散 治大人小兒上膈壅熱，口舌生瘡，咽嗌腫塞，疼痛妨悶。每用少許，摻貼患處，嚥津。小兒瘡疹毒氣攻口齒，先用五福化毒丹掃後，用此藥摻貼，立效。

朱砂飛研二兩 生腦子研乙分

寒水石燒通赤二斤

右為末，每日五七次，用夜臥摻貼妙。

太醫局牛黃凉膈圓，治風壅痰實，蘊積不散，頭痛面赤，心煩潮躁，痰涎壅塞，咽膈不利，精神恍惚，睡臥不安，口乾多渴，唇焦咽痛，頷頰赤腫，口舌生瘡。

牛黃乙乂乙分研　甘草十乂剉爁　寒水石粉

牙硝枯过細研　石膏細研各二十乂　紫石英細研水飛

腦麝研各五乂　牛膽製天南星七乂半

右為末，鍊蜜為圓，每兩作三十圓，每服一圓，溫薄荷人參湯嚼下，食後服，小兒常服半圓，治急驚一圓，並用薄荷水化

下、

太醫局甘露圓，治大人小兒風壅痰熱，心膈煩躁，夜卧不安，譫語狂妄，目赤鼻衄，口燥咽乾，療中暑解熱毒方。

寒水石粉二斤 馬牙硝枯過三兩 甘草炙剉乙兩

鉛白霜 龍腦各三分

右爲細末，用糯米粉爲糊圓，如彈子大。每服用生薑蜜水，磨下半圓，新汲水亦得。小兒一圓分五服，食後。

太醫局朱砂圓，鎮心神，化痰涎，利咽膈，止

煩渴方

朱砂飛研五十兩　寒水石燒通赤研四兩

腦子研　牙硝枯研各乙兩　梅花腦子

麝香各研半兩　鵬砂乙分研

甘草五斤浸汁熬成膏子

右研勻，用甘草膏和，每兩作一百圓，每服一圓，含化，小兒夜多驚啼，薄荷水化下一圓。

判先生小兒牛黄膏，治膈熱及諸熱，鎮心解毒方

川鬱金 半兩，用皂角三寸、巴豆七粒，水乙椀銚白煮乾，不用皂角、巴豆

馬牙硝 甘草 炙，各半兩 朱砂 一分

鵬砂 寒水石 各乙分 腦麝 隨意入

右件為末，鍊蜜為膏，許大，每服一圓，

麥門冬熟水化下。

良方、解暴熱，化涎，涼膈，清頭目。龍膽圓。

草龍膽 白礬 燒沸定，各四兩 天南星

半夏 各二兩半，水浸切作片，用漿水、雪水中半日煮三五沸，焙乾，取各秤二兩

右為末，麪麸糊為圓，梧桐子大，每服三十

圓、臘茶清下、食後臨卧、煎糊須極稀如濃漿可也、應痰壅膈熱頭目昏重、服之頓潰、領兩瘴毒、煩寃意思昏悶、速服便解、咽喉腫痛、口舌生瘡、凡上壅熱涎諸証、悉可服、小兒尤良。

張氏家傳龍腦飲、治小兒上膈壅熱、目赤多淚方。

川鬱金（半双，炮）　牙硝（乙双，別研）　肉桂（生）

甘草（炙）　白疾藜（炒去皮，各乙分）

右件五味為末、用薄荷蜜水調下半錢。

或一字，量兒大小加減，食後臨臥，日進三二服。

莊氏家傳，初夏上焦壅熱方。

鈎藤　紫河車　白芍藥等分

右為粗末，每一錢，水六分，煎至四分，去滓，冷服，夜臥。

莊氏家傳，羌張萬田小兒方，洗心經，退膈熱，牛黃散子。

牛黃乙分　胡黃連三兩　大黃乙兩半

甘草炙　犀角末，各半兩

右為末，每服半錢一字，薄荷溫水調下。

莊氏家傳，小兒鎮心涼膈，朱砂膏方。

朱砂　甘草各半分　龍腦半分

人參乙分

右件搗為末，滴水為圓，如此○大，每服一圓，用薄荷湯，或竹葉湯調下。

王氏手集，生銀散，治膈熱方。

寒水石半兩生　甘草二兩炙　鬱金三分炙

乾山藥乙兩

右為細末，每服半錢至一錢，生姜薄荷

湯化下，食後。

朱氏家傳，凉心藏，治膈熱方。

草龍膽　甘草炙　鉛白霜

白丸　白藥子各等分

右件為末，每服半錢，蜜水調下。

朱氏家傳，治小兒心肺壅熱，脣口澁，面赤口乾，驚熱，大小便不利，四時飲子。

山支子仁　甘草炙　芍藥

大黃煨，各等分

右件為粗散，每服三錢，水一盞半，煎至

一盞澄清溫服作二服

長沙醫者丁時發傳天竺黄散治小兒上焦熱煩燥方

天竺黄　甘草炙　朱砂研

雄黄研　白附子　全蝎

輕粉　鬱金皂角水煮焙干各乙分

牙硝半两　腦射各少許

右為末每服半錢薄荷湯調下蜜圓亦得

胃熱第三脾熱附

巢氏病源小兒胃中有熱候：小兒血氣俱盛者，則腑藏皆實，故胃中生熱。其狀大便則黃，四肢溫壯，翕然體熱。

錢乙論：弄舌者，脾藏微熱，令舌絡微緊，時時舒舌。治之勿用冷藥及下之，當少與瀉黃散漸服之。（方見本門。）亦或飲水，醫疑為熱，必冷藥下之者，非也。飲水者，脾胃虛，津液少也。又加面黃肌瘦，五心煩熱，即為疳瘦，宜胡黃連圓輩。（胡黃連丸方，見病後虛羸門中。）大病未已，用藥弄舌者凶。

嬰童寶鑑，小兒胃熱歌，

胃熱皆因氣血強，四肢溫壯小便黃，
表裏熱時煩躁甚，渴多身體恰如湯，

聖惠，治小兒胃中熱，心腹煩悶，不欲乳食，

麥門冬散方，

麥門冬（去心焙） 赤茯苓 黃芩

茅根（剉） 甘草（炙微赤剉已上各半兩）

蘆根（二分剉） 犀角（屑乙分）

右件藥擣粗羅為散，每服一錢，以水一小盞，入竹葉七片，煎至五分，去滓，不計

時候，量兒大小，分減溫服。

聖惠治小兒胃中熱，煩悶不欲乳食，身體黄，多渴，栝蔞散方。

栝蔞　蘆根（剉）　柴胡（去苗）

黄芩（各三分）　川大黄（炒）　甘草（炙）

川芒硝　麥門冬（去心，焙）　石膏（各半兩）

右件藥，擣粗羅為散，每服一錢，以水一小盞，煎至五分，去滓溫服，更量兒大小，以意加減。

聖惠治小兒胃中熱，煩悶不食，蘆根散方。

芦根剉　茅根　赤茯苓

黄芩　麥門冬去心焙

甘草炙微赤已上各半兩

右件藥擣粗羅為散，每服一錢，以水一小盞，入小麥五十粒，糯米五十粒，生薑少許，煎至五分，去滓，量兒大小，以意加減溫服。

聖惠治小兒胃中熱，日漸肌瘦，梔子仁散方。

梔子仁　甘草炙　黄連去須

黄芩已上各半兩

右件藥擣粗羅為散，每服一錢，以水一小盞，煎至五分，去滓，量兒大小，以意加減溫服。

聖惠又方。

甘草炙微赤，剉　川大黄剉，微炒，各半兩

菰蔣根三分

右件藥擣粗羅為散，每服一錢，以水一小盞，煎至五分，去滓，溫服，量兒大小，以意加減。

嬰孺、治小兒胃中熱，便利赤黃而難，或四五日乃便利，此為胃中熱故也。

大黃四兩　甘草一兩炙　蔹藙二兩

棗二ケ

右以酒水各一升，煮一升，服一雞子許，日進三服。

錢乙論、瀉黃散，又名瀉脾散。

藿香葉七分　山梔子仁一兩　石膏半兩

甘草三兩　防風去蘆切，焙，四兩

右剉，同蜜酒微炒香，為細末。每服一錢

至二錢水一盞同煎至五分溫服清汁
無時南方多以寒水石為石膏以石膏
為寒水石正與京師相反乃大悮也蓋
石膏潔白堅硬有墻壁而寒水石則軟
爛以手可碎外微青黑中有細紋方書
中寒水石則火煅用之石膏則堅硬不
可入火如白虎湯用石膏則能解肌熱
破痰治頭疼若用寒水石則悮矣又有
一等堅白全類石膏而方敲之亦皆成
方著名方解石也可代石膏用之南人可

有不信此説者，孝忠嘗相與同就京師大藥肆中，買石膏、寒水石、方解石三種，又同詣惠民和劑局，及訪諸國醫詢証之，皆令此説，乃信服。孝忠須編保生信効方，已為辨論，恐小兒尤不可誤，故復見於此。

錢乙藿香散，治脾胃虛有熱，面赤，嘔噦涎嗽，及轉过度者。

藿香乙分，用葉　半夏曲，炒　甘草炙
麥門冬去心，焙干秤　石膏各半兩

右同為末，每服半錢至一錢，水一中盞，煎至七分，食前温服。

活人書：甘露飲子，治胃中客熱，口臭不思飲食，或肌煩不欲食，齒斷腫疼膿血，舌口咽中有瘡，赤眼目瞼重不欲開，瘡疹已發未發，並宜服。

熟乾地黄　生乾地黄　天門冬　麥門冬各去心焙　枇杷葉去毛　枳殻麸炒去瓤　黄芩　石斛去苗　山茵蔯　甘草炙各等分

右為細末，每服二錢，水一盞，煎至六分，
去滓溫服，食後臨卧。

聚寶方：四倍散，治小兒胃熱，咽喉不利，發
欬如瘧喘。

真珠末四錢　生犀末二分　香附子乙分
龍腦半分

右四味為細末，一服一字，煎桃仁湯調
下，乳母忌生冷。

孔氏家傳：治小兒藏腑不調，脾胃有热，大
便黄色，

灯心乙把　扁竹乙匁　槐花乙匁

甘草炙二匁

右水三盞同煎至一盞去滓溫冷細服

風熱第四

素問通評虛實論帝曰乳子而病熱脉細小者何如岐伯曰手足溫則生寒則死乳子中風熱喘鳴肩息者脉何如岐伯曰喘鳴肩息者脉實大也緩則生急則死

聖惠論夫小兒心肺壅滯内有積熱因母觧脫風邪傷於皮毛入於藏腑則令惡風

壮熱、胷膈煩悶、目澁多渴、故曰風熱也。

漢東王先生家寶、小兒發熱、煩叫不時、面青、謂之風熱。

錢乙論、急欲乳不能食、云猶容風熱、傳行臍腹、流入心脾經、即舌厚脣燥、口不能吮乳、當涼心脾。

顱顖經、治孩兒風熱、側栢散方

側栢　鬱金　天麻（酒浸一宿）

乾蝎　天南星　地黄（去土）

子芩　大黄（已上各半兩）

右為散治風及驚暖酒下退熱每夜熱水下半錢

元和紀用經蜀脂飲主小兒百病脈之消風涼肌鮮熱止煩不生瘡癤除寒熱痰涎赤目咽痛血痢渴躁長肌肉利心肺有補身體有瘡膿潰赤腫悉能療之

蜀脂炙黃芪也一味末之黃芪先即陽着火焦色黃白甘美生着冷補惟醜西着最好皮赤色専瘡腫出原郛宜洲着亦佳折之若斷着為上等也　甘草四分之乙

右為末方寸匕水一升煎三分減

三服、溫涼通性、大小以歲加減之、每服水五合、二說不同、今以藥末隨歲揆度而准之、經以四味飲黑圓至聖散五加皮治不能行麝香此蜀脂飲、七、方調之育嬰七寶紫士一名保子七聖至寶方專為一此方是也、

聖惠、治小兒風熱、心膈煩悶、身體壯熱、嗜臥多渴、羚羊角散方、

羚羊角 屑　麥門冬 去心

甘草（炙微赤剉 各三分）　白鮮皮

川升麻　茯神　人參（去蘆頭）

黃耆（剉各半兩）

右件藥擣篩為散每服一錢以水一小盞煎至五分去滓入竹瀝半合更煎一兩沸分為二服更量兒大小以意分減溫服

聖惠治小兒心肺風熱壅滯咽膈不利白鮮皮散方

白鮮皮　犀角（屑）　黃芩

知母　防風　沙參

人參 三味去芦頭已上各半兩　甘草 乙分炙微赤剉

右件藥、擣篩為散、每服一錢、以水一小盞、煎至五分、去滓、量兒大小、分減溫服、

聖惠治小兒肝肺風壅、致心膈不利、痰嗽、

大麻仁散方、

大麻仁　犀角屑　百合

杏仁 湯浸去皮尖雙仁麸炒微黄已上各半兩　梹榔 乙分

牛黄　龍腦 各細研乙分

右件藥擣、細羅為散、煎生姜甘草湯、調

下半錢，量兒大小，以意加減。

聖惠，治小兒風熱，心神煩躁，少得睡，牛黃圓方。

牛黃乙分細研　朱砂細研水飛過　犀角屑

川升麻各半兩　人參　防風各去芦頭

麥門冬去心焙　黃芩　赤茯苓

甘草炙微赤剉各乙分

右件藥擣羅為散，入研了藥，更研令勻。

鍊蜜和圓如菉豆大，每服煎竹葉湯研

下五圓，日三四服，量兒大小加減服之。

聖惠治小兒風熱心神驚悸臥不眠安真珠圓方

真珠末　龍腦　防風各去蘆頭

羌活　鈎藤　川升麻

天竺黄　牛黄二味細研各乙分

茯神　人參去蘆頭　羚羊屑屑

犀角屑各半兩　鉛霜　腦射並細研乙分

右件藥擣羅為末入研了藥都研令匀錬蜜和圓如菉豆大每服以荆芥薄荷湯研下五圓日三四服量兒大小加減

聖惠治小兒心肺風熱，龍膽圓方。

龍膽三分，去蘆頭　牛黃一分，細研　川大黃

胡黃連　犀角屑，各二分

右件藥擣羅為末，入牛黃都研令勻，鍊蜜和圓如菉豆大，每服以薄荷湯化破服五圓，量兒大小以意加減。

聖惠治小兒風熱，心神驚悸，犀角圓方。

犀角屑　天竺黃研　朱砂研，水飛過

鉄粉　人參　赤茯苓各半分

牛黃　腦麝各研一分　鉛霜研

蚱蟬剉炒　白附子炮製各乙分

右件藥擣羅為末，入研了藥，都研令勻，鍊蜜和，擣一二百杵，圓如梧桐子大，每服以薄荷湯研下三圓，量兒大小，以意加減。

聖惠治小兒風熱，鎮心安神化涎，鉛霜丸方。

鉛霜　牛黃　天竺黃

麝香各研　天麻　甘草炙各乙分

茯神　人參各二分　龍腦乙分研

朱砂半两細碎水飛过

右件藥擣、羅為末、入研了藥、都研令勻、

鍊蜜和、擣一二百杵、圓如梧桐子大、不

計時候、以薄荷湯研下一圓、量兒大小、以

意加減、

聖惠治小兒風熱多驚、朱砂圓方、

朱砂細研水飛过　茯神　柴胡去苗

鈆粉細研　麥門冬去心焙各半两

天竺黄細研　人參去芦頭　黄耆剉

黄芩　甘草炙微赤剉各乙分

牛黄　麝香各細研乙分

右件藥擣羅為末，入研了藥，更研令匀，煉蜜和，圓如菉豆大，每服煎竹葉湯研下五圓，量兒大小，以意加減。

聖惠，治小兒心肺風熱多驚，鎮心鉛霜散方。

鉛霜　天竺黄各細研乙分

栢子仁　白附子炮裂　牛黄

腦麝各細研乙分　朱砂二分細研

右件藥擣，細羅為散，入研了藥，

每服以荆芥薄荷湯調下半錢，日三四服，量兒大小，以意加減。

聖惠治小兒風熱，心胷煩悶，牛黄散方。

牛黄（一分，細研）　欝金（末，半兩）　人參（末，一兩）

右件藥，都研令勻，每服以荆芥湯調下半錢，日三四服，量兒大小，以意加減。

聖惠治小兒心藏風熱，昏憒躁悶，不能下食，梨湯粥方。

梨（三枚，切）　粳米（一分）

右以水二升，煎梨取汁一盞，去柤，投米，

煮粥食之、

聖惠、治小兒心藏風熱、精神恍惚、淡竹葉粥方、

淡竹葉乙握　粳米乙合　茵蔯半双

右以水二大盞、煎二味、取汁一盞、去柤投米、作粥食之、

聖惠、治小兒風熱、嘔吐頭痛驚啼、葛根粥方、

葛根乙双　粳米乙合

右以水二大盞、煎至一盞、去滓、下米作

粥入姜蜜少許食之

灵苑治小兒驚風內熱渾身如火心胸煩悶不思飲食吐逆不止及諸般風熱大效

三解散

川大黃（微炒） 芍藥 甘草（炙）

乾蝎 白姜蚕 桔梗

人參 鬱金（各乙分） 白附子

防風（各半两） 黃芩（半两）

右件一十一味並同擣羅為細散如渾身壯熱吐瀉不止用防風麥芽煎湯調

下一字、或半錢、或一錢、量兒大小、加減服之、若只渾身熱、用甘草柳枝煎湯下、如不退、用熟蜜牛蒡子薄荷煎湯調下、如吐瀉不止者、則用後方、

肉荳蔻（三个用糊餅麩裹煨熟候冷取出）

右為細末、却取裹著麵和、杵為圓、如菉豆大、每服用飯湯吞下五圓至七圓、立止、

靈苑甘露圓、解毒退風熱、治口舌乾燥、心煩身熱、夜臥驚悸狂躁等候、（方見腸熱門、太醫局方同。）

太醫局洗心散、治風壅壯熱、頭目昏痛、肩背拘急、肢節煩疼、熱氣上衝、口苦脣焦、咽喉腫痛、痰涎壅滯、涕唾稠黏、心神煩躁、眼澀睛疼、及寒壅不調、鼻塞聲重、咽乾多渴、五心煩熱、小便赤澀、大便秘滯、

大黄麵裹煨去麪切焙　甘草爁

當歸去苗洗　麻黄湯浴不去節焙乾秤

芍藥　荊芥穗各六十兩　白术乙十五兩

右為細末、每服二錢、水一盞、入生薑薄荷各少許同煎至七分、去滓溫服、如小

兒麩豆瘡疹欲發，先狂語多渴及驚風積熱，可服一錢，並臨卧服。如大人五藏壅實，欲要潰轉，如至四五錢，兼熱服之。

太醫局牛黄生犀圓：治風盛痰壅，頭痛目眩，咽膈煩悶，神思恍惚，心忪面赤，口乾多渴，睡卧不安，小便赤澀，大便多秘。小兒風熱痰壅。

牛黄（研）　生犀（鎊，各二兩半）　牙硝（研）

半夏（用白礬製）　天麻（去苗，各二十兩）　羚羊角（鎊）

膩粉　黄丹（各研）　雄黄（水飛，各五兩）

龍齒水飛　朱砂飛研各十兩　龍腦研二兩半

水銀用鉛結砂子秤十兩

右為末，煉蜜為丸，每兩作二十圓，每服一圓，溫薄荷湯化下。中風涎潮，牙關緊急，昏迷不省，用膩粉一錢，藥三圓，生姜自然汁七點，薄荷水同化下，得吐或利，逐出痰涎即愈。小兒風熱痰壅，瞌臥不安，上竄斷〔齘〕齒，每服半丸，如急驚風涎潮搐搦，眼目戴上，牙關緊急，用膩粉半錢，生姜自然汁三五點，薄荷水同化下一圓。

更看歲數大小加減。

太醫局如聖湯，治風熱毒氣上攻，咽喉痛，喉痺腫塞妨悶，及肺壅欬嗽，咯唾膿血，胸滿根寒，咽乾不渴，時出濁沫，氣息腥臭，久久吐膿，狀如米粥，又治傷寒咽痛。

桔梗（一兩）　甘草（剉炒，二兩）

右為粗末，每服二錢，水一盞，煎七分，去滓溫服，小兒時時呷服，食後臨臥。

太醫局龍腦飲子，治大人小兒，蘊積邪熱，咽喉腫痛，赤眼口瘡，心煩鼻衄，咽乾多渴，睡卧不寧，及除痰热欬嗽中暑煩躁，一切風壅，並宜服之。

甘草（十斤，蜜爁）　藿香葉（乙斤半）　石膏（四十兩，細研）

縮砂仁　菰蘶根（各三十兩）

大支子（乙百二十兩，去皮微炒）

右為末，每服一錢至二錢，用新水入蜜調下。又治傷寒餘毒潮热虚汗，用藥二錢，水一盞，入竹葉五六片，煎七分，溫並食後服。

太醫局清涼飲子，治小兒血脉壅實，府藏

生熱頻赤多渴，五心煩躁，睡卧不寧，四肢驚掣，及曰乳哺不時，寒温失度，令兒血氣不理，腸胃不調，或温壯連滯，欲成伏熱，或壯熱不歇，欲發驚癇，又治風熱結核，頭面瘡癤，目赤咽痛，瘡疹餘毒，一切壅滯，並宜服之。

大黄（米下蒸，切焙）　赤芍藥　當歸（去芦頭）

甘草（炙）

右等分為粗末，每服一錢，水一中盞，煎至七分，去柤温服，量兒大小虚實加減。

微溏利為度食後臨卧服

太醫局消毒散治小兒瘡疹已出未能匀透及毒氣壅遏雖出不快壯熱狂躁咽膈壅塞睡卧不安大便祕澀咳治大人小兒風熱上膈壅熱咽喉腫痛胷膈不利方

牛蒡子爁六兩 甘草炙二兩 荆芥穗一兩

右為粗末每服一錢用水一盞煎七分去滓温服食後小兒量力少少與之如治瘡疹若大便利者不宜服之

太醫局惺惺散治小兒風熱瘡疹傷寒時

氣、頭痛壯熱、目澀多睡、欬嗽喘麄、鼻塞清涕方、

桔梗　細辛（去葉）　人參（去蘆頭）

甘草（炙）　白茯苓（去皮）　菰蔞根

白朮（各一兩）

右七味同杵、羅為末、每服一錢、水一小盞入薄荷三葉、同煎至四分、溫服、如要和氣、即入生薑煎服、不計時候、

太醫局鶴頂丹、治大人小兒風熱痰實、咽膈不利、口乾煩渴、睡卧不安、及中暑頭痛、

躁渴不解方、

寒水石粉 乙百乙十乃　　射香 研三乃半

甘草 剉炒為末叁十五乃　　朱砂 飛研乙百乃

牙硝 枯過研乙百二十五乃

右合研勻、鍊蜜搜和、每一兩二錢、作十圓、大人溫生姜水化下一圓、如治中暑、入生龍腦少許、同研細、新水化下、小兒一圓分四服、更量大小加減、又治小兒腑藏積熱、心神不寧、夜臥狂叫、口舌生瘡、用薄荷自然汁化下、並食後服

譚氏殊聖、治小兒風熱、狂語煩躁、養心丹、
安息香乙月半　朱砂飛过乙刄　真珠末三分
玳瑁三乆水磨成粉　牛黄　腦子各乙分
右研令細、以童湯酒煮安息香膏和匀、
圓如菉豆大、食後臨卧、人參湯下三五
圓、
嬰孺、枳實圓、治小兒瘙痒、痛如疥、搔之
汁出、身中瘔瘤如麻豆、年年喜發、面目虚
肥、毛髮細黄、皮膚薄而先澤、時生皐氣、此
是少時熱盛極體當風、中風熱相搏、所得

也。不治成大風疾方。

枳實六分炒　菊花　蛇床子

防風　白薇　蒺藜

浮萍草各四分　天雄炮　麻黃去節

漏蘆各二分

右為末，蜜圓大豆許，五歲飲服十丸，至二十圓，至大者兒，并大人，可散服方寸匕，酒服，量兒歲與之。

錢乙抱龍圓，治傷風溫疫，身熱昏睡，氣粗風熱，痰實壅嗽，治驚風潮搐，及蠱毒中暑。

沐浴後並可服，壯實小兒，宜時與服之

天竺黃乙兩 雄黃水飛乙分 辰砂

麝香各別研半兩 天南星四兩臘月釀牛胆中陰乾百日如無只将生者去皮臍剉炒乾用然不及

右為細末，煮甘草水和，丸皂子大，溫水化下，服之百日，小兒每圓分作三四服，五歲一二丸，大人三五圓，亦治室女白帶伏暑，用鹽少許嚼一二圓，新水送下，臘月中雪水煮甘草和藥尤佳，一法，用漿水或新水，浸天南星三日，候透軟，煮三五沸，取出，乘軟切去皮，只取白軟者，薄切焙乾，炒黄色，取末八两，以甘草二两半搥拍破，用水二椀浸一宿，慢火煮至半椀，去滓，旋酒入天南星末，慢研之，旋令甘草水盡入餘藥。孔氏家傳方同，云更加牛黄半分，是孫兆方。

張渙治小兒風熱，百合湯方。

百合　白术炮　紫菀洗焙乾

人參去芦頭，各一兩　白茯苓　青橘皮

麥門冬去心　甘草炙，各半兩

右件擣羅為細末，每服一錢，水八分一盞，入竹葉三片，薄荷兩葉，煎至五分，去滓溫服。

嬰童寶鑑：治小兒風熱，體如湯火，夜啼，綠霞散方。

栢葉二分　天南星炮　殭蚕

蝎　欝金並末，各乙分　雄黃末，乙分

右件都研勻，每服薄荷蜜水下一字，加至半錢。

良方：治小兒風熱及傷寒時氣，瘡疹發熱

等、桔梗散、

桔梗　細辛　人参

白术　菰蔞根　甘草炙

白茯苓　芎

右等分為末、每服二錢、水一盞、薄荷二葉、同煎七分、三歲以下兒、作四五服、五歲以上分二服、予家常作此藥、凡小兒發熱不問傷寒風熱、先與此散服、往往輒愈、兼服小黑膏尤善、方見傷寒門中此桔梗散與活人書方同、名惺惺散、孔氏家傳云、惺々散

加鈎藤蟬蛻、與小兒吃甚妙、理上壅風熱、

活人書、連翹飲、治小兒一切風熱方、

連翹　防風　甘草

山支子

右件等分、擣、羅為散、每服二錢、水一中盞、煎七分、

九籥備生、黍黏子散、療小兒傷寒、斑瘡毒氣、咽膈不利、聲不出、疼痛方、

牛蒡子炒　甜參　升麻

甘草炙　乾薄荷等分

右同為粗末，每服一錢，水七分，煎至四分，去滓，不拘時候溫服。

萬全方，治小兒風熱，心胷煩悶，牛黃散。

牛黃細研入　馬牙硝研各乙分　欝金末半刄

人參乙分末

右件都研令勻，每服半錢，以荆芥湯調下，日三四。

聚寶方，牛黃圓，治一切風熱，化涎，止頭痛。

解蠱毒。

黃牛膽十二月收取汁，和天南星末，入膽袋內實填，埋褊掛透風處，乙

百日

水窟雄黄每前藥乙及用乙分水飛

真麝香研炒乙分

右三味為末糯米煮稀糊圓皂子大每

服一圓頭疼金銀薄荷湯嚼下一圓傷

暑毒生姜蜜水嚼下纏喉風生姜薄荷

自然汁化下小兒風熱麥門冬熟水化

下解盡汗後洗湯化下五圓餘疾一圓

或二圓如墜涎生姜湯下暴中風豆淋

酒下沐浴傷風溫酒嚼下

張寳方惺惺散治小兒風熱溫壯及外傷

風冷。

桔梗　細辛去葉　甘草炙

人參　白茯苓去皮　菰蘆根

白朮炮各乙夕

右七味為細末，每服一大錢，水六分，薄荷少許，同煎至四分，溫服。如要和氣，即入生姜煎服。

患眼觀證，牛黃圓下風熱，取泄瀉，常不使鮓湯圓。只用此藥。

雄黃乙夂　朱砂二夂　全蝎七个

輕粉（二匣）
右同研令勻，用飯飲圓如此○大，每服一歲已上十五圓，二三歲已上二十五圓，其餘加減，大小服之。

惠眼觀證烏犀膏，解風熱，開胷下膈。
乾地黄　元參（潤着）　牛蒡子（炒，各半兩）
甘草（炙乙分）　龍腦（少許，研）
右為末，鍊蜜為膏，每服兩皂子大，蜂糖熟水下。

張氏家傳天竺黄散子，治小兒風熱驚風，

天竺黄　蟬殼　白僵蚕

山梔子　甘草炙　鬱金

右件等分，同杵羅為末，每服一錢，熟水調下。三歲孩兒可半錢，牙兒只一字。

張氏家傳治一切風，鎮心化涎，療風痓痰實，頭痛目眩，怔忪惡心，神昏語澀，頸項拘急，手足麻痺，及治小兒風熱上盛，眠睡不寧，煩赤涎潮，欬吏驚癇者，悉宜服之。應有風涎，食後最宜常服。大牛黄圓方

牛黄　生腦子各秤半两　朱砂研乙两半

天南星以漿水慢火煮一復時透心軟切焙或末軟更煮半日

烏蛇酒浸取肉　白殭蠶炒　肥白天麻

人參各乙分　乾全蝎　白附子各炒

水磨雄黃研　生犀鎊各三分　麝香乙分

右除研着藥外一處擣羅為細末後入研着合和勻鍊蜜為圓如雞頭大每服一粒至二粒細嚼煎人參薄荷湯送下或化亦得食後臨卧服

張氏家傳小兒風熱肌瘦五心煩熱不長肌肉面黃痿瘦夜卧不安時發虛汗或藏

脩泄瀉變痢難服涼藥，可服四順散方。

銀州柴胡去蘆　真地骨皮　白桔梗各三分

甘草炙半分

右件焙乾為末，每服一錢半錢，大小加減，水三分煎一分半，溫溫服。

莊氏家傳：治風熱墜痰方

甘草末二及　膩粉　青黛各五分

麝儿分

右用白麪五錢，滴水圓如皂子大，每服一圓，用倒流水化破。

莊氏家傳初春風熱擁毒利藏腑方

黄芩　大黄　荆芥

甘草炙各等分

右為粗末每服一撮水一盞煎五分量兒大小與服

莊氏家傳治小兒風熱天竺黄散方

天竺黄　人參　甘草微炙各乙兩

鬱金二兩濕紙裹煨　白藥子二兩大皂角三梃碎浸三宿焙乾

右件一處擣羅為末每服一錢或半錢用温蜜水調下常服甚妙此藥是知廣

州南海縣殿中丞張士明傳。

趙氏家傳。青芝散，解風化熱，涼利咽喉，清心肺經，春初冬末，最可常服方。

鼠黏子（微炒出汗） 甘草 元参（各二两）

荆芥穗（乙两）

右為末，每服一錢，水一小盞，煎至七分，温服。小兒傷風，風熱瘡疹，尤宜服之。大人每服三錢。

吉氏家傳。治心藏風熱，地黄膏方。

馬牙硝 鬱金 豆粉

甘草炙各等分　腦麝各少許

右為末，用生地黄汁、煉蜜為膏，用薄荷湯化下。

吉氏家傳治風熱，調脾胃，人參飲子方。

人參　茯苓煮　甘草炮

紫河車　藿香各等分，續入白附子、白朮尤佳

右細剉，每服一錢，以水煎作飲子服。大退小兒風熱。

吉氏家傳治風熱面赤，渾身壯熱如火，蟬蜕散方。

蟬蛻三箇，炒　漏芦　羌活
天麻　防風　當歸
升麻　川白芷　射干
苦桔梗　甘草炙　川芎
地骨皮

右等分為末，每服一錢，水一盞，煎四分，温服。

吉氏家傳：治驚風熱蚵蝌散方

蚵蝌　蟬蛻　升麻
朱砂　腦子　甘草炙

沒藥　　白附子各乙分

右爲細末，每服一錢，麥門冬熟水調下。

吉氏家傳退驚熱風熱，天竺黄散方。

天竺黄　蟬蛻洗　甘草炙

山梔子仁　鬱金煎五次　殭蠶炮

右等分細末，每服一錢，香熟水調下，薄荷湯亦可。

吉氏家傳治一切風熱，龍腦散方。

龍腦　薄荷　殭蠶　川芎

防風　甘草炙各半兩　細辛半兩

右件末，米飲下半錢，臨時看病，別使湯使。

吉氏家傳甘露散，治小兒風熱痰多頭吹多啼煩躁方。

寒水石　石膏各煆紅為度　甘草炮各等分

右為細末，每服半錢，或一字，薄荷湯下。

長沙醫者丁時發傳鎮心圓，治小兒心藏風熱，咽喉乾痰實，睡卧多驚，頰赤方。

朱砂研水飛　人參　茯苓　乾山藥各乙兩　馬牙硝半兩　腦麝各少許

右為末，蜜圓雞豆子大，薄荷湯下，大小加减。

長沙醫者丁時發傳，勝金圓，解小兒一切風熱諸般熱証等，驚風涎盛，搐搦不定，如服此藥，必吐涎或瀉出涎，藥之功也。

鬱金（皂角煮焙）　雄黄　白礬

朴硝（各乙分）　巴豆（七粒，出油）　輕粉

大黄（各半分）

右為末，麵糊為圓粟米大，每服五七粒，金銀薄荷湯下。

煩熱第五 脚手心熱并五心熱附

巢氏病源煩熱候、小兒藏腑實、血氣盛者、表裏俱熱、則苦煩躁不安、皮膚壯熱也。

小兒形証論四十八候、肺藏伏熱歌、

肺家伏熱病難測、夜卧心煩大便結、

勸君徵取三兩行、次進溫平藥教吃、

如加口臭鼻清涕、更問根源須保惜、

若還壯熱怕難醫、妙劑休來謾相逼、

此病大小腸風結澀不通、當進寬大腸枳柳散、方見本門潮熱口臭、鼻有清涕、恐難

治為脾肺損也

本草去小兒煩熱止渴方

方諸水

右向月取之得三二合水飲之

陶隱居去小兒煩熱驚氣方

右用景天葉不以多少煎湯洗浴妙

孟詵治小兒熱驚癇頭生瘡𤺋卒煩熱方

右用白鴨肉和葱豉作汁飲之

千金竹葉湯主五心熱手足煩疼口乾唇燥胸中熱方

竹葉　小麥各一升　知母
石膏各三兩　黃芩　麥門冬
茯苓各二兩　人參一兩半　生薑五兩
甘草炙　菰蔞根　半夏各一兩
右十二味，㕮咀，以水一斗二升，煮竹葉小麥，取八升，去滓，內藥，煮取三升，分三服，老小五服。

聖惠，治小兒藏府壅實，心神煩熱，睡臥不安，黃芩散方，
黃芩　川大黃剉碎炒　甘草炙

川芒硝 麥門冬去心 石膏各半兩

右件藥擣粗羅為散，每服一錢，以水一小盞，煎至五分，去滓，量兒大小，以意分減，不計時候溫服。

聖惠治小兒氣壅煩熱，心躁目赤，大青散方。

大青 川大黃剉炒各半兩

牛黃半分細研 朱砂 甘草炙赤剉

犀角屑 元參 川升麻

梔子仁各一分

右件藥擣，細羅為散，入研了藥，都研令勻，不計時候，以沙糖水調半錢服，量兒大小，以意加減。

聖惠，治小兒煩熱多驚，人參散方。

人參 去蘆頭　天竺黃 細研　鉤藤 各一分

甘草 半兩炙赤剉　牛黃 半分細研

右件藥擣，細羅為散，不計時候，煎竹葉湯調下半錢，量兒大小，以意加減。

聖惠，治小兒煩熱，昏悶多睡，犀角散方。

犀角 末半兩　青黛　代赭

朱砂各一分　蛇蜕皮灰乙条

右件藥、都研為散、每服以温水調下半

錢、量兒大小、加減服之、

聖惠、又方、

青黛三分　麝香半分　朱砂一分

乾地龍七條、炒為末、

右件藥、都細研為散、每服以粥飲調下

半錢、量兒大小、加減服之、

聖惠、治小兒心藏氣壅、煩熱悶乱、龍胆圓

方、

龍膽（去蘆頭）　黃連（去須各乙兩）　鉛霜（半兩）

牛黃（乙分）　鐵粉（乙分各細研）

右件藥擣羅為末，都研令勻，以粟米飯和圓如菉豆大，不計時候，以薄荷蜜水下五圓，量兒大小，以意加減。

聖惠治小兒心藏積熱，煩躁恍惚，牛蒡粥方。

牛蒡根汁（乙合）　粳米（乙合）

右以水一大盞煮粥，臨熟投牛蒡汁攪勻，空腹溫溫食之。

靈苑小金箔圓，解大人小兒心藏壅毒，咽喉不利，上壅口瘡，夜卧不穩，心膈煩躁，化痰毒風涎，安魂定魄，治驚邪，鎮心神，解室女骨蒸熱勞方。

金箔五片　朱砂　琥珀

雄黄　鵬砂　鉛白霜各二分

白龍腦　生犀末　天竺黄

寒水石煆過各三分　牛黄少許研

右十一味，同入乳鉢内，細研如粉，用粟米飯為圓，如小豆大，每服五丸，用竹葉熱蜜水下。舊方云：大金箔圓治大人疾，小金箔圓治小兒疾，今亦互服，但小金箔圓正涼，大金箔圓小温而治風。

嬰孺治小兒煩熱，雷圓浴湯方：

雷圓二十箇　大黄四兩　黄芩乙兩

丹參二兩　苦參　石膏研各三兩

右以水二升，煮一升半，浴兒訖，粉粉之。勿厚衣，一宿復浴，避陰及目。一方只用石膏末半升，雷圓五兩，以雷水六升，煮二升，用帛染拭頭體。

萬全方、治小兒煩熱多驚、茯神散、

茯神　人參　天竺黄研

釣藤各乙分　牛黄半分研入　鬱金

甘草炙各半及

右擣羅為末、每服半錢、煎竹葉湯調下、

萬全方、治小兒煩熱驚悸、竹瀝犀角飲子、

竹瀝二合　犀角不計多少

右件藥、將犀角於竹瀝內磨令濃、量兒大小分減服、

四十八候、治伏熱心煩、躁風順氣、枳柳散

枳椰生　大黄蒸　青皮各乙分

黑牽牛乙分微炒　木香少許炮

右為末，每服一錢，薄荷蜜水調下。

莊氏家傳：初冬陽盛熱壅，卧不穩，手脚心煩熱。

川大黄　川升麻　白芍藥等分

右為粗末，每服二錢，用竹茹水七分，同煎四分，去滓温服，三兩夜一服，冬至後一夜一服。

潮熱第六

漢東王先生家寶、小兒發熱、早晚兩度者、謂之驚熱、世呼為潮熱、

漢東王先生家寶、潮熱病証、小兒潮熱、蓋因血氣壅盛、五藏生熱、熏發於外、故令發熱、大體與溫壯相類、或夾伏熱、或帶宿寒、夾伏熱者、大便黃而臭、帶宿寒者、大便白而有酸氣、皆緣藏腑不調、冷熱之氣俱盛、腸胃蘊積、是為溫壯候也、其不至熱盛者、宜進參湯散三二服解之、方見傷寒發班門中次下

金蓮散三二服退熱、（方見夾驚傷寒門中）更須進七寶輕青丹三二服、（方見單傷寒門中）如依次用藥不退、其熱轉盛、睡裏多驚、宜進鉄涎膏三二服、（以見本門）如用此藥不退、是有驚積食積、須當下之、依前法用水精丹一服利之、（方見夾食傷寒門中）至天明有五色積毒、狀如魚涎黏滑之物下、即其驗也、宜用人參散、（方見夾食傷寒門中）觀音散調理、（方見胃氣不和門中）如有餘熱未退、用輕青丹退之、

錢乙有潮熱問難云、皇都徐氏子三歲病

潮熱、每日西則發搐、身微熱而目微邪、及
露睛、四肢冷而喘、大便微黃、錢與李醫同
治、錢問李曰、病何搐也、李曰、有風、何身熱
微溫、曰、四肢所作、何目斜睛露、曰、搐則目
斜、何肢冷、曰、冷厥必內熱、曰、何喘、曰、搐之
甚也、曰、何以治之、曰、嚏驚圓、鼻中灌之、必
搐止、錢又問曰、既謂風病溫壯搐引、目斜
露睛、內熱肢冷、及搐甚而喘、併以何藥治
之、李曰、皆此藥也、錢曰、不然、搐者肝實也、
故令搐、日西身微熱者、肺潮熱用事、肺主

身溫且熱者，為肺虛，所以目微斜露睛者，肝肺相勝也，肢冷者，脾虛也，肺若虛甚，母脾亦弱，木氣乘脾，四肢即冷，治之當先用益黃散，（方見胃氣不和門中）阿膠散，（方見喘欬上氣門中）得脾虛證退，後以瀉青圓（方見驚熱熱門中）導赤散（方見實熱門中）涼驚圓治之，（方見一切驚門中）後九日平愈，

千金，治小兒潮熱，蜀漆湯方，

蜀漆　甘草（炙）　知母

龍骨　牡蠣（各二炙）

右五味，㕮咀，以水四升，煮取一升，去滓，

一歲兒少少溫服半合，日再。

食療，治大人及小兒潮熱方。

雞卵 三ケ　白蜜 乙合

右相和服之，立差。

嬰孺，治小兒驚啼，發積熱潮作，惕惕為病，大便青黃赤白方。

牛黃 八銖　牡蠣 炒赤　雄黃 各十銖

朱砂 末五銖錢　巴豆 二ケ去皮炒

右為末，鍊蜜圓，杵千下，一月五十日兒，黍米大，先餐時，飲下三圓，日進二服，百日兒服胡豆大二圓、一二歲服麻子大二圓服、了令乳母抱臥、炊斗米久、兒常睡身輕汗出解、一服不解再服之、若只傷乳不安、腸中有痰乳、溏微下如断鷄子烏屎皁滓勿訝、便勿服藥。

漢東王先生、治嬰孩小兒諸驚夜啼、手足微動、及潮熱盛者、鉄涎膏方、

鐵焰粉　白附子　辰砂各乙不

丁頭大赭半乂生　腦麝各乙字

右除腦麝別研、餘為細末、蒸棗子、去核

爛杈為膏每服嬰孩半皂子大、三二歲

一皂子大、金銀薄荷湯化下、

嬰童寶鑑治小兒驚熱潮熱、牛黄散方、

牛黄一字　甘草炙乙分　馬牙硝研

天竺黄研各乙分　麝香半字　朱砂二分

欝金半兩漿水浸令透焙乾

右件為散、每服一字半錢、薄荷湯下、

嬰童寶鑑小兒潮熱、鈎藤飲子方、

鈎藤　大黄煨　甘草炙

芍藥　乾地黄各乙兩

右件粗篩為散，每服一大錢，水一小盞，煎至半盞，服之。

聚寶方，鈎藤散，治小兒風熱驚熱，疳熱潮熱。

鈎藤（乙及）　史君子　乾蝎

白殭蚕（直若各七十）　人參

白茯苓　甘草（炙）　紅芍藥

當歸　天麻　川大黃（各二分）

右十二味為末，每服一大錢，竹葉少篩，大豆二十一粒，同煎至七分，去滓溫服，

不計時候、

張氏家傳、退小兒潮熱、

當歸　芍藥（赤者）　柴胡（去芦）

茯苓

右件等分為末、每服一錢、水半盞、煎二分、通口服、

莊氏家傳、小兒潮熱、四順飲子、入地骨皮煎、

莊氏家傳、鎮心壓驚、退潮熱、治盜汗、殺疳蛔、療腹大、瀉痢、安和五藏、益顏色、治瘡

疢、長肌膚、宜服龍麝青金圓方、

腦麝一字　青黛　雄黃

朱砂　胡黃連　蘆薈

膩粉各乙分

右八味、杵研為末、猪胆蒸餅為圓如菉豆大、曬乾、入瓷器内收之、凡用每服二圓至三圓、一切驚悸體熱瘡疢、薄荷湯下、一切疳氣瀉痢蛔虫、米飲下、常服百病不生、

孔氏家傳、金箔麝香丸、退小兒潮熱方、

鬱金乙两　皂角三　巴豆四十个

右件都柏拍破，用水三椀，同煎至水尽，只揀鬱金切作片子，焙乾為末，以麪糊為圓，如粟米大，以麝常熏之，每服五七丸，米飲下效。

孔氏家傳，治小兒寒邪時氣瘡疹，变蒸潮熱，涎嗽頭疼，羌活散方。

川羌活　白独活　柴胡

芎　人參　枳實去瓤麸炒

白茯苓　甘草炙各乙两　前胡

桔梗　地骨皮　天麻酒浸炙各半兩

右為末，每服一錢，水七分盞，入薄荷少許，同煎五分，去滓溫服，不拘時候。

趙氏家傳朱砂膏：治小兒驚風潮熱，神志不寧，驚惕忪悸，夜臥不安，狂語驚啼，久服涼藥過多，脾胃虛寒，陰極似陽，煩赤神昏，引飲煩燥，不進乳食。此藥性溫不冷，非與腦麝寒藥之比，常服大有所益，肥健孩兒。

朱砂　人參各二分　蝎稍二十乙ケ

白薑蠶酒浸焙乾　天仙子好酒少許炒熟各乙分

大天南星乙ケ先用酸虀汁洗去滑火炮裂先為細末生姜汁和作餅子火炙令黄色凡如此三次

右為末，鍊蜜為膏，每服皂兒大，薄荷湯下。

長沙醫者丁時發傳：治小兒潮熱，朱砂膏。

朱砂　人參　茯苓

甘草炙各乙分　蝎　輕粉各乙分

大黄　天南星去皮炮各半分

馬牙硝乙分半　腦麝各少許　雄黄

鬱金皂角半條揉水煮乾為度各半分

右件為末，蜜為膏，皂子大，每服一粒，用荆芥煎湯化下。

長沙醫者鄭愈傳，茶光散，治小兒潮熱方。

秦光　柴胡　大黄各一分

右件為末，每服半錢，水五分，入韮白三寸，同煎至三分，去滓溫服，不計時候。

長沙醫者鄭愈傳，小兒潮熱方。

知母　貝母各乙分半　牙硝

寒水石各乙分　荷葉乙以水煮五七沸焙乾

每右為末，每服半錢，蜜水調下。

長沙醫者鄭愈傳、治驚風潮熱、身體溫壯等、兼治夜啼、天竺黃散方、

天竺黃　鬱金各二分　甘草炙三分

朱砂　麝香各少許別研　山梔子仁十个

乾葛　全蝎炙　馬牙硝各乙分

殭蚕七炒　蟬蛻三七箇洗去尼頭足

右件為末、入朱砂麝香和匀、再匀、每服一字、薄荷蜜水調下、夜啼不止、灯心湯下、

積熱第七

玉訣論、積熱者曰。口不慎味。常餐黏食腥膻肥膩冷滑瓜果之物。已傷脾胃病也。胃腑虛微、結實難化。生瘡癖積。或肓脇之間。攻衝荣衞。嘔逆氣粗。眼澀、加渴泄瀉。兩脇脹滿。以湯散續便宜踈宣。服千金丸。（方見本門）

形証論四十八候、心藏積熱歌。

孩兒有積饒多渴。乳食都忘困難撥。
壯熱瀉食食不消。四肢逆冷吐時厥。
須知心藏積居中。取積於中方退熱。
熱退調和即有功。莫使結毒恐驚掣。

此病先取積後調氣，些小餘熱不妨取。

虚中積皂角膏。（方見本門）

靈苑治小兒諸驚積熱，解痰毒，金沙丹方。

光明砂　麒麟竭　没藥

甘草（炙，各乙分）　生白麵　麝香（各二分）

右件六味，各研杵為末，同合和匀，以軟飯為圓，如小豆大，每服臨卧時用薄荷水化下一圓，如解食毒，用好茶下三丸，更用四、量小兒年數大小，臨時加減。

太醫局妙香圓，取小兒積熱方。

辰砂飛研九叉　牛黄　膩粉
腦麝四味並研各三分　金箔九十箔研
巴豆三百乙十五粒去皮心膜炒熟研如面油
右合研勻鍊黄蠟六两入白沙蜜三分
同鍊令勻為圓每两作三十圓觧五毒
治潮熱積熱等疾如治潮熱積熱傷寒
結胷發黄狂走躁熱口乾面赤大小便
不通煎大黄炙甘草湯下一圓毒利下
血煎黄連調膩粉少許下如患酒毒食
毒茶毒氣疾伏瘧吐逆等並用膩粉龍

脳米飲下。中毒吐血。悶乱煩躁欲死者。用生人血下。立愈。小兒百病驚癇。急慢驚風涎搐搦。龍脳膩粉蜜湯下菉豆大二圓。諸積食積熱。頰赤煩躁。睡臥不寧。驚哭瀉痢。並用金銀薄荷湯下。更量歲數加減。如大人及婦人。因病傷寒時疾。陰陽氣交。結伏毒氣。胃中喘躁。眼哧喖發不定。再經日數七八日已上。至半月日未安。醫所不明證候。脉息交乱者。可服一圓。或分作三圓亦得。並用龍脳膩

粉米飲、調半盞已來下、此藥一服、取轉
下一切惡毒涎、并藥圓瀉不如要却收
水洗淨、以油單子裹埋、入地中五日取
出、可再與、大人小兒依法服、一圓救三
人、即不堪使、如要藥速行、即用針劄一
眼子、冷水浸少時、服之即効更速、

太醫局天竺飲子、治大人小兒、腑藏積熱、
煩躁多渴、舌頰生瘡、咽喉腫痛、面熱口乾、
目赤鼻衄、丹瘤結核、癰瘡腫痛、又治伏暑
躁熱、瘡疹餘毒、及大便下血、小便赤澀方、

甘草剉煨，二十斤　大梔子去皮炒　連翹各四十斤

菰蔞根十斤　雄黃飛研五兩

鬱金用皂角水煮切作片子焙乾秤二十兩

右為細末，每服一大錢，食後臨臥用新水調服，小兒半錢，臨時更量兒大小，以意加減服。

錢乙桃枝圓，疏取積熱，及結胸，又名桃符圓方。

巴豆霜　川大黃末　黃柏末，各乙分乙字

輕粉　硇砂各半分

右為細末麪、糊圓粟米大、煎桃枝湯下、
一晬五七圓、五七歲二三十圓、桃符湯
下亦得、未晬三二圓臨臥、

王訣、千金圓、取積熱方、

生大黃　滑石研　皂角炙
巴豆去殼出油盡

右等分為末麪、糊圓如粟米大、每服五
九十九、茶湯下、

王訣、治小兒驚風積熱、鎮心定魄安魂去
風方、

牛黃　腦子

朱砂　川甜硝各乙分

右件藥一處研如膏，薄荷温水下一字。

二歲已下半字，風搐搦，研犀角温水下。

四十八候治小兒心藏積熱，皂角膏方。

硇砂飛過　粉霜各乙分　輕粉

白丁香各半分　乳香二分　巴豆十五粒去油

右用棗肉圓如梧桐子大，量兒大小，加減臨臥皂角煎湯下。

四十八候皂角膏，取積熱後，服調胃散方

人参三分　白术二分半　甘草炙
白茯苓　鷃粟子各乙分　白附子半分
藿香　丁香各半分
右末紫蘓湯下半錢一錢

劉氏家傳李琬防風散治小兒五藏積熱驚風頭面赤熱口舌生瘡好飲冷宜服之

防風去芦頭　甘草炙黃　柴胡去苗
連翹　山梔子
右件等分杵為粗末每服一錢水五分煎三分去滓溫服二歲兒一服可分四

次三歲兒可作兩服飲之大小量力加
減

張氏家傳咸靈仙圓治小兒積熱方

咸靈仙 大黄 當歸

甘草炙 芍藥

右為細末鍊蜜圓如彈子大每服一粒
食後與服

莊氏家傳治小兒積熱五金圓一名五毒
圓方

雄黄乙分 鬱金乙分

巴豆和殼秤乙分，去殼并心膜，十重紙壓去油用。雷

右為末、醋糊為丸如菉豆大、每服一丸、栢枝湯下、午中一更各一服、治小兒積熱毒生丹瘡、并吐血下血等、熱毒之疾、治藥毒氣毒、陽毒陰毒食毒、薄荷酒、或姜蜜湯下、如中藥毒、以伏龍肝為末、水調下、治腹脹氣急、大小便不通、痰喘咽疼、頭腫頭高、卒中不語、大消痰毒、

莊氏家傳、治小兒積熱諸疾、初冬孩子壅熱涎嗽、宜服此藥、名為蟬殼丸、

蟬殼　麝香　天南星各半分

朱砂二分　蝎乙个首足全

右件為末，爛飯和圓粟米大，二服五七丸，熟水吞下。

莊氏家傳退小兒積熱越桃飲子方。

山梔子　甘草炙　大黃

紅芍藥各乙分　連翹　黃芩各半分

右件六味，一處為末，每服半錢至一錢，用蜜湯調下，大退積熱。

莊氏家傳涎壽膏，療小兒心藏積熱，大人

小兒口瘡方、

白鵝矢膽 乙隻、臈日者、或臈月者、皆可、 馬牙硝 半匁

朱砂 乙分

右細研、盛於膽內、當風懸之、候過清明可開、再研極細、入腦麝少許、生蜜和為膏子、以瓷器中盛、量兒大小加減、乾服如茶膏法、

莊氏家傳、治小兒上膈積熱、化涎、利胷膈、

治咽喉方、

鵬砂 鈆霜 牙硝

甘草（以猪胆四ケ去皮二盞汁炙尽為度各乙叉）
龍脳（少許）
右先将四味研細，後将甘草別擣為末，
拌匀，每服一字，以新水調下。

趙氏家傳春踈下積熱，切忌用元子藥，後
損胃氣，積熱不行方。
錦文大黄（生切碎煨一分）　甘草（乙寸許炙切碎）
不蛀肥皂角（乙寸許不用切）
右件三味，用水一平梡，同煎至半梡，以
下去滓，臨卧帶熱服，次日取下熱氣，更

看大便黑色、即一年無病、如不動即便作一料、加生姜製厚朴二錢切碎、同煎、須天氣晴明服、十五歲以上、可作一服、小兒量度與之

古氏家傳、治積熱、金露散方、

鬱金（乙ケ水煮五次焙）　天竺黄

大黄（蒸三次切）　乾地黄　牙硝（各乙分）

甘草（半两炙）

右件細末、每服半錢、漿水調下、

實熱第八

錢乙附方。凡小兒實熱疎轉後，如無虛證，不可妄溫補，熱必隨生。

姚和衆治小兒腦熱，常閉目方。

右用大黄一分，粗剉，以水三合浸一宿，一歲兒每日與半合服，餘者塗頂。

日華子浴小兒熱發。

右煎郁李仁，作湯浴之。

聖惠碧雪煎，治心神煩熱，時行瘟病，生癩瘑瘵熱毒，風壓丹石，解百毒，去頭疼，赤眼口瘡，酒黄，大人小兒一切熱病，悉能治之。

方。

大青
甘草生用
龍膽去芦頭
麥門冬去心
川升麻
已上並細剉，以水二斗，煮至一斗，去滓
澄清。
龍齒
青黛五兩細研

竹茹
枳殼去瓤
元參各三兩
犀角屑
羚羊角屑各二兩
子芩
地骨皮
吳藍葉
赤茯苓
牛黃甘草各細研二兩
麝香一兩細研
川朴硝七兩鍊好者

右件煎了藥汁，入於鍋內，下朴消，以慢火煎，不住手攪，稀稠得所，入研了龍齒、牛黄、麝香、青黛等，攪令匀，入瓷器中收。每有患者，以冷水調下半匙，量大小加減服之。

太醫局八正散，治大人小兒心經邪熱，一切蘊毒，咽乾口燥，大渴引飲，心忪面熱，煩躁不寧，目赤睛疼，唇焦鼻衄，口舌生瘡，咽喉腫痛。又治小便赤澀，或癃閉不通，及熱淋血淋，並宜服之。

瞿麥　木通各剉　滑石

扁蓄　車前子　山梔子仁

甘草炙　大黄剉麪裹煨去麪切焙各乙斤

右為散，每服二錢，水一盞，入燈心，煎至七分，去滓温服，食後臨卧，小兒量力少少與之。

太醫局金屑辰砂膏，治小兒心經邪熱，煩赤多渴，睡卧不寧，譫語狂妄，痰涎不利，精神恍惚，及大人痰熱藴積，心膈煩躁，咽喉腫痛，口舌生瘡方。

辰砂研水飛三兩　人參去蘆頭乙兩　甘草炙剉二兩

蛤粉水飛八兩　生龍腦二分研　金箔三十片為衣

鐵粉研　馬牙硝枯研各半兩

右為細末，煉蜜搜和，每一兩半，作二十圓，捏匾，用金箔為衣，每服半皂皂大，大人一圓，分作兩服，並用薄荷湯化下，食後臨臥服。

養生必用，知母柴胡湯，治大人小兒實熱，赤眼口瘡，傷寒後煩渴，手足熱方。

知母　柴胡去苗　茯苓

茯神　甘草炙　人参等分

右為末，每服二錢，水一盞，煎至七分，去滓，食後温服，日二三。

刹先生，治小兒實積實熱，牛黄丸方。

雄黄四分，别研　輕粉二分　朱砂乙分，别研

全蝎二十八个，去尾丁　腦麝随意入用

川巴豆二十个，去皮心膜，井華水浸乙宿，爛研，不出油

右件一處為末，用軟飯為丸，此大，每服七丸十四丸，量兒大小，五更初用薄荷姜棗煎湯下，天明即通三五行，用匀

氣散補、方見冒氣不和門此藥常服三二丸、大
叚退熱、
茅先生、治小兒諸熱、天竺黃散方、
天竺黃　川鬱金用皂角水煮乾
茯苓去皮　麥門冬子各半及
蟬蛻去足　蝎去土　白殭蠶各十四个
甘草乙及炙　朱砂乙分　腦麝隨意沂入
右件各淨洗、研羅為末、每服半錢一錢、
用蜜熟水調下、
茅先生、治小兒潮熱實熱、三解牛黃散方、

白殭蚕　全蝎去土炙　防風

白附子　川黄芩　桔梗

川大黄　甘草炙　白茯苓

人参　川鬱金用皂角水煮乾

右件各等分為末、各淨洗、研為末、每服半錢一錢、用薄荷蜜熟水調下。

嬰孺治小兒脉有熱、熱實黄瘦、大便澀、食進少、魚驚不可常服、宜消熱大黄圓方。

大黄十分　柴胡　升麻

杏仁　芍藥各四分　枳實三分炙

黄芩　知母　梔子仁各五分

鈎藤皮二分，炙　寒水石　細辛乙分

右為末，蜜圓大豆大，白飲下。三歲十五圓，常取通為度。

嬰孺：治少小服湯圓得大吐利後，身壯熱，精彩慢，或微汗出，内有結熱。大青湯方。

大青三分　大黄　甘草

麻黄去節各二分

右切，以水二升，煮麻黄，去沫，下藥，煮一升，為四服，日進三服，夜一服。

嬰孺，治兒生四十日，服藥下後，身壯熱如火，狀如傷寒，頭面丹膧腹滿，此内有伏熱，龍胆湯方。

龍胆　蔡子　葳蕤

大青　柴胡各一分　茯苓

甘草各二分

右以水二升，煮八合，爲五服，日進三服，夜一服。

錢乙，治小兒心氣實，則氣上下行澀，合卧則氣不得通，故喜仰臥，則氣上下通，直，瀉

心湯方、

右用黄連一两去須為細末每服一字至半錢臨卧温水調下

錢乙治小兒心熱視其睡口中氣温或合面睡反上竄咬牙皆心熱也心氣熱則心胷亦熱欲言不能而有就冷之意故合面卧宜導赤散方

生乾地黄焙秤 木通 甘草炙各等分

右同為末每服三錢水一盞入竹葉同煎至五分食後温服一本不用甘草用

黄芩、

錢乙、治小兒肺熱，手指眉目鼻面，甘桔湯方。

甘草炒二兩　桔梗米泔浸乙宿焙熱用乙兩

右為細末，每服二大錢，水一盞，入阿膠半片，炮過，煎至五分，食後溫服。

錢乙三黄丸，治諸熱方。

黄芩半兩去心　大黄去皮濕紙裹煨　黄連去須各乙分

右同為細末，麪糊丸菉豆大，或麻子大。每服五六丸，至十五丸，二十丸，食後米飲送下。聖惠右同。每服只五丸。

錢乙附方。治小兒畜熱在中。身熱狂燥。昏迷不食。

大梔子仁七个槌碎 豆豉半兩

右共用水三盞。煎至二盞。看多少服之無時。或吐或不吐。立效。

錢乙附方。白虎湯。解暑毒煩燥。身熱痰盛頭痛。口燥大渴。

知母焙乾秤乙兩半 甘草半兩剉碎 石膏四兩

白粳米八合

右同為粗末，每服三錢，水一盞，煎至八分，食後溫冷隨意服。氣虛人加人參少許同煎。

張渙清肌散，治小兒初春不問有病無病，但宜服疏解積熱方。

當歸　川大黃（微炮，剉）　人參（去芦頭，各乙㕛）

芍藥　甘草（炙）　犀角（各半㕛，末）

右件擣羅為細末，每服一錢，水一盞，入生姜三片，竹葉二片，同煎至五分，去滓，放溫乳食後服，量兒大小加減。

劉氏家傳、涼藥小兒大人、皆可服方。

甘草炙　黄芩　防風

越桃仁小梔是等分

右末之、每服一大錢、水一盞、煎七分、量大小加減服。

劉氏家傳、治熱、竹茹飲方。

人參　白朮微炒　茯苓

乾葛　麻黄去根節酒浸煮各半分

甘草減半半生用半熟用

麥門冬去心如甘草炙

右末之，量大小，每服半錢一錢三錢，竹茹多於藥，水半盞，同煎至四分，如小兒末能飲，可與乳母喫，只作剉散佳，如不甚熱，則不用麥門冬。

○張氏家傳，治大人小兒，心藏實熱，牛黃散方。

甘草二兩，炙　鬱金一兩，炮　馬牙硝半兩

朱砂二分

右件擣羅為細末，衮伴令匀，每服一錢，或半錢，臨臥時，新汲水調下。

張氏家傳。朱砂散。治小兒實熱方。

大黃三分半炒半生。防風 甘草炙各二分

右為末。外研入鵬砂半錢。再令勻。如大
啾故熱小便赤。大便澀。每服半錢一字。一
字入朱砂末子。大小加減。薄荷湯調下。
服了並不得喫一物。令臨食後服。

莊氏家傳。治小兒心藏熱。牛黃膏方。

牛黃 腦麝各少許 馬牙硝
甘草炙 雄黃漿水煮各半兩 川大黃
鬱金各乙兩並漿水煮

右件八味，内三味，用漿水一升，煎至三分之二，出曬乾，入餘藥，一處研如麪，鍊蜜為丸，丸如菉豆大，每服三丸，新水磨下，量兒小大與之。

孔氏家傳：治小兒熱，只與調胃承氣湯極妙。李閣使家只用此藥，纔有熱，量虛實與之，勝如與他藥最效。方見傷寒卷中

王氏手集：心藏實熱，安魂定魄，紫霜散子。

朱砂乙又半　鐵粉半又　鉛白霜

天竺黃　甘草炙　人參

史君子各乙夂　腦子半夂研入

右為末、以瓷器盛、每服半錢、蜜水調下、

吉氏家傳、治諸熱、金花散方、

人參　茯苓　朱砂各乙夂

白附子　大黃砂各乙分　蟬蛻伍ケ

蝎二ケ　甘草半夂　殭蠶七ケ

鬱金半夂皂角水乙挩煮乾為度

右件為末、小兒風熱疳熱膈熱、赤眼口

瘡、用三服、荊芥薄荷湯調下、米飲亦得、

如不思食、以人參湯下、驚熱金銀薄荷

湯下、

吉氏家傳、金華散、退小兒一切風、實熱潮熱方、

鬱金（皂角水煮） 天竺黃（各乙分） 牙硝（煅）
甘草（炒各乙分） 朱砂（乙分半）

右為細末、每服半錢、或一字、薄荷蜜水調下、

極熱驚丸

千金翼、七水凌、主大熱、及金石發動、金石凌不利、及小兒發熱着、服之方、

朴消　鹵鹹如凌者、各五斤　芒硝三斤、如雪者

滑石乙斤半　玉泉石　石膏

凝水石如雪者、炙乙斤

右七味、各别擣粗篩。

凍凌水　寒泉水各五升　霜水

雪水　雨水各乙升　露水

東流水各五升半

右七味、澄令清、銅器中內上件七味散、

極微火煎取七升、一宿澄清、內瓷坩中、

淨處貯之、以重帛繫口、一百二十日、皆

如凍淩狀成如白石英有八稜成就或大如筯筋有長一尺者名曰七水淩有人服金石發熱者以井華水和五分分服之一服極热即定傷寒發热服一刀圭小兒發熱與麻子許不可多用神驗買藥不得爭價皆上好者合藥以臘月臘日為上合時以清淨處先齋七日不履穢汙并孝產婦之家及不得令鷄犬六畜產婦六根不全具及多口饒言人見之不信敬人勿與服之服藥得熱退之

後七日乃慎酒肉五辛，勿復喜惡口刑罸，仍七日齋戒，持心清淨。

千金翼紫雪，主脚氣毒遍內外，煩熱口生瘡，狂叫走，及解諸石草熱藥毒發，卒熱黃等瘴疫毒，最良方，通治老小熱毒。

金一斤　寒水石　石膏

磁石各三斤，並碎

右四味，以水一石，煮取四斗，去滓，內後藥。

升麻一斤　元參一斤　羚羊角屑

青木香　犀角（屑）　沉香（各五两）
丁香（四两）　甘草（八两，炙）
右八味㕮咀，於汁中煮一斗，去滓，内消石四升、朴消精者四升，於汁中煎取七升，投木器中，朱砂粉三两、麝香粉半两，攪令相得，寒之二日，成於霜雪紫色，強人服三分分服之，當利熱毒，老小以意增減用之，一劑百十年用之。

千金翼元霜，主熱風熱氣熱瘴熱癰惡瘡毒内入，攻心熱悶，服諸石藥發動，天行時氣溫疫、熱入腑藏、變成黃疸、蛇螫虎齧孤狼毒所咬、毒氣入腹內、攻心熱、須利病出、用水三四合、和一小兩、攪令消服之、兩炊久當快利兩行、即差、小兒熱病、服棗許大即差方、

金五十叐　磁石三斤碎　石膏五斤碎

寒水石陸斤如粉

右四味、以兩解水煮取六斗澄清、

升麻　元參各乙斤　羚羊角八刃

犀角　青木香各四叐　沉香五叐

右六味細切內上件汁中煮取二斗澄清

朴消（末）　芒硝（各六升）　麝香（乙兩後入）

右三味內汁中漬一宿澄取清銅器中微微火煎取一斗二升以匙抄看凝即成下經一宿當凝為雪巴黑耳若猶濕著安布上日乾之其下水更煎水凝即可停之如初畢密器貯之此藥與毒又主毒風腳氣熱悶赤熱爁身上熱瘡水漬少許綿貼取點上即差頻與兩服病

膈上熱、食後服、膈下熱、空腹服之、卒熱淋、大小便不通、服一兩圓、有患熱者、皆宜服之、

痰涎第十

聖惠、夫小兒多涎者、是風熱壅結、在於脾藏積聚成涎也、若涎多即乳食不下、涎沫結實而生壯熱也、

錢乙論熱不可下云、朱監簿子五歲、夜發熱曉即如故、衆醫有作傷寒者、有作熱治者、以涼藥解之、不愈、其候多涎而喜睡、他

醫以鐵粉圓下涎、其病益甚、至五日、大引飲、錢氏曰、不可下之、乃取白术散、方見胃氣不和門中末一兩、煎藥汁三升、使任其意取足服、朱生曰、飲多不作瀉否、錢曰、無生水不能作瀉、縱瀉不足怪也、但不可下耳、朱生曰、先治何病、錢曰、上瀉治痰退熱清神、皆此藥也、至晚服盡、錢看之曰、更可服三升、又煎白术散三升、服盡得稍愈、第三日又服白术散三升、其子不渴無涎、又投阿膠散二服而安、阿膠散方、見喘嗽上氣門中、錢乙附方。治小兒驚風痰熱，堅癖，能不用水銀輕粉甚便，如不得已用之，僅去疾即止，蓋腸胃易傷，亦損口齒。

五關貫真珠囊，小兒痰飲，喉水食停積育膈，結聚成痰，痰多則氣食不下，吐涎壯熱，熱不止，即發驚癇。

圖經云：薄荷治小兒風涎，為要切之藥。

仙人水鑑：青虛丸，治陽實涎盛，膈不利，小兒驚風涎盛，伏一切暑毒，鎮心祛邪，定恍惚方。

没藥　青黛　鉛白霜

連珠紫甘遂（微炒）　膩粉（各三分）

生龍腦（二分）

水銀（半兩、黑鉛半兩、如常法結成砂子、每用三皂子大。）

右七味、全研勻、水煮薄糊爲圓、如梧桐子大、每服一圓至二圓、熱極以麥門冬龍腦冷熱水化下、大燥生採薄荷自然汁、入龍腦化下、伏一切暑毒、新汲水入龍腦化下、小兒驚風、金銀薄荷冷湯入龍腦化下一圓、聖惠。治小兒脾風多涎，心胷壅悶，不下乳食，昏昏多睡，鉛霜散方。

鉛霜　牛黄　龍腦各細研

半夏湯浸七遍去滑各半分　白附子炮裂

馬牙硝　防風去蘆頭　朱砂

天竺黄各細研　犀角屑　細辛

黄芩　甘草炙微赤剉各五分

右件藥，擣細羅為散，入研了藥令勻，不計時候，用蜜溫水調下一字，更量兒大小，以意加減。

聖惠治小兒脾肺風熱，膈上多涎，心神昏悶，少欲乳食，防風散方

防風　人參各去芦頭　羚羊角屑

甘草炙微赤剉　枳殼麸炒微黄去瓤　黄芩各一分

半夏半分湯洗七遍去滑

右件藥，擣粗為散，每服一錢，以水一小盞，入生姜少許，煎至五分，去滓，不計時候，量兒大小，加減溫服。

聖惠治小兒心脾壅熱多涎，牛蒡子散方

牛蒡子　梔子仁　甘草炙微赤剉

川硝　鬱金各半兩

枳殼乙分，麸炒微黄，去瓤

右件藥擣細羅為散，入龍腦半錢，同研令勻，不計時候，用薄荷水調下半錢，量兒大小，加減服之。

聖惠，治小兒脾熱，乳食不下，胷膈多涎，半夏圓方。

半夏半分，生姜湯洗七遍，去滑　皂角子仁半兩

右件藥擣，羅為末，用生姜汁和，圓如麻子大，不計時候，以温水下三圓，隨兒大

小々以意加減。

聖惠又方：
右取東行牛口中沫，塗於兒口内，効。

聖惠又方：
右取白牟糞少許，入水研取汁，塗兒口中，効。

聖惠又方：
右取桑根白汁，塗於兒口中，効。

聖惠又方：
右取鹿角末，炒令焦，更研令細，以清粥

飲調下一字、

聖惠又方、

右取牛蒡草絞取汁、少少與服之、

博濟方、治上焦風壅、化痰涎、利胸膈、逐風

秘、白龍丹、

雷圓末二分　甘遂末三分　龍腦少許

牽牛乙兩、秤取末六分、不用再羅着、　粉霜

輕粉各四分、入白麪少許、三味同研令匀細、滴水和作餅子、於慢火煨令熟、旋冷再研令細、

右件同為細末、研令匀、入青州棗煮熟、

取肉和為圓如菉豆大每服五七丸温漿水下如一切風癇驚搐涎滯並以漿水下七圓及至十圓如小兒痰熱及渴不止頭疼但頻少與服自然消痰大人風氣壅盛上焦不利最宜服此更在臨時斟其加減

太醫局水銀褊圓子治小兒驚風壯熱涎盛喘粗或發搐搦目睛上視及因乳哺不節胸滿嘔逆精神迷悶發癇瘛瘲並宜服之

水銀　黑鉛同與水銀結炒子

巴豆去皮心酸醋煮令黃各乙乂　膩粉

乾蝎全者　鉛白霜

百草霜　牛黃四味研各乙分　青礞燒淨三乂

黃明膠炙令黃燥乙乂三字

右為細末入研藥勻以陳粟米飯為丸如菉豆大捏褊每一歲兒服一丸二歲服二圓三歲服三丸四歲已上服四丸用乾柿湯下薄荷湯亦得更量虛實加減服利下青黏滑涎為度乳食後服此

藥不得化破

太醫局比金圓治小兒驚風體熱喘粗涎嗽心忪頰赤大小便不利夜卧不穩方

膩粉研　滑石各伍匁　青黛研二匁半

天南星炮十二匁半

巴豆去皮取霜七百ケ

右為細末以麵糊為圓如麻子大每服一歲一圓薄荷溫水下如急驚風頭熱足冷口噤面青筋脉抽掣上膈頑涎痰狀甚者加一兩圓煎桃符湯下疎利下

蘊毒熱涎，立便安愈，小兒瘡疹後餘毒
不解，尤宜與服，食後。
太醫局靈砂歸命丹，治小兒蘊積邪熱，潮
熱不除，煩赤口乾，心膈煩燥，痰涎不利，睡
臥不安，或發驚癇涎潮搐搦，又療積滯不
消，下利多日，腹中疞痛，煩渴嘔噦，服藥調
和不能愈者，並可服之。
右以妙青圓一圓，分作五十丸，每服二
圓，金銀薄荷湯下，更量歲數加減，如驚
癇搐搦，龍腦膩粉蜜湯下，欲服此藥先

敷當數字

放尤速以冷水浸少時服之、妙香丸方、見積熱門、

譚氏殊聖、治小兒驚悸心忪、化涎疾利胷膈煩熱、止欬嗽、金珠圓方

天南星炮　白礬焙　半夏湯浸柒遍

朱砂研細各半兩　人參　乾山藥各乙兩

膩粉二分　金箔十片

右為細末、薄荷汁同水打糊為圓、如菉豆大、金箔為衣、每服一圓、食後生薑湯下、量力服、

錢乙褊銀圓、治風涎膈實上熱、及乳食不

消腹脹喘粗等方

巴豆去皮心油膜研細　水銀各半匁

黑鉛二匁半门水良鉛砂子　麝香半匁別研

好墨八匁研

右將巴豆末并墨再研勻和入砂子麝香陳米粥和圓如菉豆大埋褊一歲一圓二三歲二三圓五歲以上五六圓煎薄荷湯放冷送下不得化破更量虛實增減並食後

錢乙三聖圓化痰涎寬膈消乳癖化驚風

食癪諸疳、小兒一歲已裏、常服極妙方。

小青圓

青黛乙分　牽牛末三分　膩粉乙匁

並研勻、麪糊圓黍米大。

小紅圓

天南星末乙匁生　朱砂半匁研　巴豆乙匁取霜

並研勻、姜汁麪糊圓黍米大。

小黃圓

半夏生末乙分　巴豆霜乙字匕　黃栢末半字匕

並研勻、姜汁麪糊圓黍米大。

已上百日者各一圓一晬者各二丸随

乳下

錢乙鐵粉圓治涎盛潮搐吐逆方

水銀砂子二分 朱砂 鐵粉各乙分

輕粉二文 天南星炮裂去皮臍取末乙分

右同研水銀星盡為度姜汁麵糊圓粟

米大煎生姜湯下十圓至十五圓二三

十圓無時

錢乙銀液圓治驚熱膈實嘔吐上盛涎熱

水銀半兩 天南星二文炮 白附子乙文炮

右爲末，用石腦油爲膏，每服一皂皂子大，薄荷湯化下。

長沙醫者鄭愈傳小兒利膈下涎，去心青噎塞不止，并欬嗽，神白圓方。

天南星　半夏（湯洗七遍，各半兩）

白殭蠶　白礬（生用，各七分）

右件爲末，用杏仁七箇，去皮尖，巴豆一粒，同研勻，再用去皮生姜汁爲丸，如梧桐子大，陰乾，每服五圓，暴嗽生姜湯吞下，久嗽嚼胡桃肉、黄蠟各少許吞下。

幼幼新書卷第十九

幼幼新書

二十

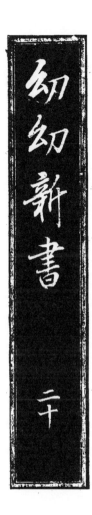

幼幼新書卷二十 虛熱蒸疸凡九門

虚熱第一

錢乙論肺虚熱曰云、唇深紅色、治之散肺虚熱、少服瀉白散、方見喘欬上氣門中錢乙論虚實熱證云、朱監簿子五歲、忽發熱、醫曰、此心熱也、顴赤而唇紅、煩燥引飲、遂用牛黄圓、參服、以一物瀉心湯下之、來回日不愈、及加無力而不能食、又下之便利黄沫、錢曰、心經虚而有留熱在内、必被凉藥下之、致此虚勞之病也、錢先用白术散、生胃中津、方見胃氣不和門後以生犀散治之、方見

本門
朱曰、大便黃沫如何、曰、胃氣正即瀉自
止、此虛熱也、朱曰、醫用瀉心湯何如、錢曰、
瀉心湯者、黃連性寒、多服則利、能寒脾胃
也、坐久、衆醫至曰、實熱、錢曰、虛熱、若實熱、
何以瀉心湯下之、不安而又加面黃頰赤、
五心煩燥、不食而引飲、醫曰、旣虛熱、何大
便黃沫、錢笑曰、便黃沫者、服瀉心湯多故
也、錢後與胡黃連丸治愈、方見病後虛羸門中、
養生必用、治冗劳氣冷百疾、著蕷丸、并治
風眩背拘倦、胷滿短氣、羸瘦飲食少、小兒、

泄利、多汗發熱方

薯蕷三兩　當歸　桂去皮

大豆黃卷炒　熟乾地黃　神麴各一兩

乾薑三錢　白斂二錢　甘草炙二兩八分

人參　阿膠炒令白各七分　芎

白芍藥　白朮　麥門冬去心焙

杏仁去皮尖麩炒黃　防風去蘆各六分　柴胡去苗

桔梗　白茯苓各半兩

右為細末、煉蜜丸彈子大、濃煎棗湯、空心嚼一丸、日午每服、有熱人即丸如桐

子大、空心日午米飲下二十丸、止於三十丸、

錢乙秦艽散、治潮熱減食羸瘦方、

秦艽去頭、切焙、 甘草炙、各半兩、

乾薄荷葉半兩、勿焙、

右爲麤末、每服一二錢、水一中盞、煎至八分、食後溫服、

錢乙治面黃頰赤、身壯熱、補心安神丸方、

麥門冬去心焙 馬牙硝 白茯苓

乾山藥 寒水石研 甘草各半兩

朱砂一两，研　龍腦一字，研

右末之，鍊蜜丸雞頭大，每服半丸，沙糖水化下，无時。

錢乙生犀散治目淡紅，心虛熱方。

生犀二分，錯取末。　地骨皮自採佳　赤芍藥　柴胡根　乾葛剉，各一两　甘草炙，半两

右為麄末，每服一二錢，水一盞，煎至七分，温服，食後。

錢乙地骨皮散治虛熱潮作，亦治傷寒壯熱及余熱方。

地骨皮自揀佳、 知母 銀州柴胡去芦

甘草炙 半夏湯洗七次、切焙、 人參切、去頂焙、

赤茯苓各等分

右為細末、每服二錢、薑五片、水一盞、煎至八分、食後溫服、量大小兒加減、

張渙秦艽散、治肌熱病方、

秦艽一兩 川大黃剉碎微炒 黃耆

赤小豆 糯米各半兩

右件擣羅為細末、每服一錢、水一盞、煎至五分、去滓溫服、食後、

莊氏家傳人參犀角散，治小兒榮衛不和，上焦虛熱，因積變為肌熱，肌熱不已，變為痡勞，夜汗煩赤，多嗽不止方。

人參　茯苓　白术各半两

犀角　柴胡去苗　鱉甲醋炙

甘草炙　半夏薑製，各一分

右八味為末，薑棗煎，每服半錢，水半盞，煎至三分，濾滓，溫溫服，食後。

莊氏家傳初秋虛熱驚悸方。

藿香　土瓜根各二两　甘草一两，炮

草荳蔻半两

右為麄末，每服一錢，水五分，煎至三分，温服。

莊氏家傳治小兒因患体虚，時復發熱，不思飲食，或多驚悸，壯氣補虚，黄耆丸方。

黄耆薄切，用蜜炒黄色　人參

柴胡去苗，淨洗　乾薯蕷　赤茯苓各半两

黄芩小緊者　生犀末，各一分

右件細剉焙燥，擣為末，煉蜜為丸，如大櫻桃大，麥門冬熟水磨下。

莊氏家傳治小兒虛熱煩渴，又療因吐瀉煩渴不止，及痓轉後，並宜服之，人參散方。

人參五兩 茯苓八兩三錢 甘草一兩炙

桔梗 乾葛剉 生犀各半兩

右為末，每服一大錢，水一中盞，入燈心五莖，同煎至六分，放溫，不計時候，煩渴者，入新竹葉。

孔氏家傳治童男室女，潮發虛熱，煩躁羸瘦方。

柴胡 地骨皮各半兩 甘草炙

細辛各一分

右為末，二錢，水一盞，煎七分，溫服。

孔氏家傳，桃奴丸，治心虛有熱，恍惚不常，言語錯亂，尸疰客忤，魘夢不祥，小兒驚癇，並宜服方，

桃梟七枚，別為末，桃不成實，各在枝上者　桃仁十四枚，去皮尖

安息香以無灰酒，酌多少研，飛去砂石，銀器中慢火熬成膏，磁合貯之

雄黃用桃葉煮研，飛，取各三分　辰砂

生玳瑁各一兩　琥珀別研

黑牽牛石上水磨，澄去水，取各半兩　牛黃

腦麝（各一分，別研）

右為細末、和入前膏、圓如雞頭大、瓷器封閉淨室安置、煎人參湯磨下一丸、食後服、病去止藥、末〔未〕知加丸數、

孔氏家傳童男室女肌瘦潮熱方、

右用青蒿焙乾為末、每服三錢、甘草一寸、烏梅一箇、小麥五十粒、河水一盞、煎七分、溫服、

骨熱第二（病初則骨熱，病劇則骨蒸）

聖惠論、凡小兒一歲至十歲、衣絮皆不得

着新綿、又不得冬天以火烘炙衣服與着、
亦令兒体熱、勿食桃杏、令兒体熱、因傷寒
病後未滿百日、勿食羊肉狗肉、令兒体熱、
或作骨蒸也、

仙人水鑑、小兒患骨熱劳、漸々瘦弱、不能
食、宜服此方、號神明丸子、

鼓子花　雄黄　紫石英
遠志各二分　檳榔一枚生　桃仁去皮尖
光明砂各一分研　金箔一片

右八味、同研令細、以蜡酥為丸、如麻子

大。每日米飲下一九，忌果子。

愽濟方，治小兒骨熱，曉後多發熱，面赤，五心煩，四肢無力，飲食減少，夜多盜汗，面色萎黃，犀角散。

犀角鎊末　柴胡去蘆頭　枳殼麩炒去瓤

麥門冬去心　茯苓去皮　芍藥

大黃　桑白皮　黃耆

人參各一分　鱉甲一箇，九肋著，醋炙令黃。

右件一十一味，同爲細末，每服半錢，用桃仁七箇，將水煮麥門冬一十九箇，去

心共桃仁同研令細入水一盞與藥同煎至六分去滓温服早食後臨卧各一服亦治大人盜汗

聖惠治小兒骨熱瘦瘁心神煩躁不得睡卧胡黄連散方

胡黄連　知母　地骨皮

黄芩　梔子仁　川升麻

犀角屑　甘草炙微黄剉

杏仁湯浸去皮尖雙仁麸炒微黄各一分　柴胡

鱉甲塗醋炙令黄去裙襴各半兩

右件藥擣麄羅為散，每服一錢，以水一小盞煎至五分，去滓，不計時候温服，量兒大小，分減服之。

聖惠治小兒自小傷抱，脚脛纖細無力，行立不得，或骨熱痟瘦，柴胡飲子方。

柴胡 去苗　桃嫩枝 剉各三分　甘草 壹分微炙

知母　桔梗 去芦頭　枳殼 麩炒微黄去瓤

元參　川升麻

鱉甲 塗醋炙令黄去裙襴各半兩

右件藥細剉和匀，每取一分，以水一中

盞煎至六分，去滓，不計時候，分為三服，
更量兒大小，以意加減。

聖惠治小兒骨熱，口乾煩悶，不欲飲食，四
肢羸瘦，知母飲子方。

知母　川大黄（剉碎微炒）　常山
犀角（屑）　枳殼（麩炒微黄去瓤）　龍胆（去芦頭）
鱉甲（塗醋炙令黄去裙襴各半兩）　甘草（一分炙微赤剉）
紫胡（三分去苗）

右件藥，細剉和匀，每取一分，以水一中
盞，煎至六分，去滓，分為三服，或吐瀉三

兩行便安、更量兒大小、臨時以意加減服之。

聖惠、治小兒骨熱黃瘦、不食多臥、胡蜣蜋散方、

胡蜣蜋兩枚去翅足微炒
川大黃剉碎微炒
紫菀洗去苗土
蛇黃
柴胡半兩
射香一錢細研

赤芍藥
枳殼麩炒微黃去瓤
人參去蘆頭
甘草炙赤剉
牛黃並細研已上各一分
熊膽細研
生薑切燒灰各半分
鱉甲一分塗醋炙令黃去裙襴

右件藥擣細羅為散，每服以溫水調下半錢，日三服，量兒大小，以意加減。

聖惠治小兒五歲至十歲以來骨熱及手足心煩悶，不欲飲食，秦艽散方。

秦艽去苗　甘草炙微赤剉，各乙兩

右件藥擣麤羅為散，每服一錢，以水一小盞，煎至五分，去滓，不計時候溫服，更隨兒大小，以意加減。

聖惠治小兒骨熱，体瘦，心神煩躁，天灵蓋散方。

天灵盖一枚塗酥炙令黄　黄連半两去須

右件藥擣細羅為散，每服以粥飲調下半錢，日三四服，量兒大小，加減服之。

圣惠治小兒骨熱，煩躁黄瘦，飲食無味，胡黄連丸方。

胡黄連　人参去芦頭　羚羊角屑

地骨皮　黄耆剉　木香

犀角屑　甘草炙微赤剉　萎蕤各一分

紫胡去苗　麥門冬去心焙　秦艽去苗

鱉甲塗醋炙令黄各半两

右件藥擣羅為末，鍊蜜和丸如菉豆大。每服以溫水下七丸，日三服，量兒大小增減服之。

聖惠，治小兒骨熱羸瘦，雖食不生肌肉，宜服獺肝丸方。

獺肝（微炙）　人參　龍膽（各去芦頭）

黃芩　黃連（去須）　白朮

枳殼（麸炒微黃去瓤）　鱉甲（塗醋炙令黃去裙襴各半兩）

麥門冬（一兩去心焙）　柴胡（三分去苗）

桃仁（二十枚湯浸去皮尖双仁麸炒微黃）

右件擣羅為末，錬蜜和丸，如菉豆大，每服温水下七丸，日三服，隨兒大小加減。

聖惠治小兒骨熱，日漸瘦弱，不能飲食，光明砂丸方

光明砂　紫石英各細研水飛過

豉子花　雄黄各半兩　檳榔三枚

桃仁湯浸去皮尖雙仁炒微黄　遠志去心各一分　金箔三十片細研

右件藥擣羅為末，都研令勻，錬蜜和丸，如麻子大，每服以粥飲下五丸，日三服。

量兒大小，增減服之。

聖惠，治小兒骨熱，宜服胡黃連丸方。

胡黃連　乾蟾酒浸，去骨，微炙，各三分

射香一分，細研

右件藥擣，羅為末，都研令勻，煉蜜和，丸如菉豆大，每服以粥飲下五丸，日三四服，量兒大小，以意加減。

張渙地骨皮湯，治骨熱肌瘦方。

地骨皮　胡黃連各一兩　犀角屑

桃椒枝　柴胡去苗　川大黃

知母　鱉甲塗酥炙黃去裙襴各半兩

右件擣羅為細末，每服一大錢，水一盞，

煎至五分，去滓，温服食後。

張渙又方，連芃散。

黃連去須　秦芃去苗各一兩　甘草半兩

天靈蓋一枚塗酥炙黃

右件擣羅為細末，每服半錢，粥飲調下。

量兒大小加減。

萬全方，治小兒骨熱，煩躁，黃瘦，飲食無味。

胡黃連丸。

胡黄連　人參　羚羊角屑

地骨皮　黄耆　犀角屑

木香　甘草炙　萎蕤各一分

鱉甲醋塗炙令黄　麥門冬去心焙　柴胡

秦艽並去苗各半兩

又件藥擣羅為末，鍊蜜和丸如菉豆大，

每服七丸，以溫水下，日三服，量兒大小

加減服。

張氏家傳豬肚丸，治小兒骨熱體瘦，面色

痿黄，臍腹時痛，胸膈滿悶，全不入食，常服

退黄、長肌肉、進飲食、解虚劳、行帶、利関節方、

南木香（半两） 宣州黄連 生乾地黄

青橘皮 銀州柴胡（去根及土）

鱉甲（九肋者，水煮去裙襴，用童子小便炙黄，各二两）

右件藥擣羅為細末，用猪肚一箇，盛藥在内，緊繫定口，慢火湯煮令香熟，去線，擣猪肚，同藥令極爛，丸如麻子大。每服二十九至三十丸，温米飲下，日進三二服，食前後皆可服。

莊氏家傳治小兒骨熱羸瘦方

柴胡　當歸

右等分為末每服三錢水一盞煎八分入蜜少許或用蜜丸亦得

吳氏家傳生犀角飲子治小兒至十歲肌体煩躁或夏月食桃杏不節酸熱之類或因傷寒後肌熱羸瘦或食羊肉令兒体熱或作骨蒸瘦瘁潮熱煩赤口乾五心煩躁雖能飲食々不生肌夜有盜汗甚則多令伏臥好食泥土應小兒一切蒸熱治之无

不散者方、

羚羊角（鎊、便此不用犀角） 地骨皮

紫苑（去葉） 麥門冬（去心焙） 秦艽（去土苗）

大黃（生用） 枳殼（去瓤、麩炒焦、） 柴胡（去芦）

茯苓 赤芍藥 人參

桑白皮（不用上白者） 黃耆（生）

羌活 半夏（湯洗十次碾成末用薑汁製作餅、炙黃）

鱉甲（醋煮去裙襴淨再用糠醋炙焦黃用各一分）

右為散子、每服一錢、水一中盞、煎至五分、食後夜臥、去滓溫服、小兒一歲至五

歲每服半錢

孔氏家傳治小兒骨熱漸瘦眠臥盜汗升麻散方

升麻　人參　茯苓

鱉甲酥炙　甘草炙　黄芩

柴胡各等分

右為麄末馬尾羅〻過每服半匙水一盞煎五六分去滓食後臨臥服

長沙醫者鄭愈傳殺蟲去骨熱進食駐顏蝦蟆丸方

蝦蟆紫斑者一箇，去腸爪甲，用薑汁塗炙黄乾，別研

芦薈研　鶴虱　宣連各二錢

胡黄連一錢

右為末，取獖猪胆汁為丸，菉豆大，每服三丸，飯飲下，日進三服。

骨蒸第三骨熱骨蒸，虽有浅深，皆可通用。

翰林待詔楊大鄴問：小兒日漸黄瘦衰弱，皮膚不潤者，為何？答曰：因胎氣虚損，筋脉衰弱，本因強行交會，或成娠孕，事出偶然，或母有宿疾，久冷血海，氣衰羸瘦，胎内自

已虧傷、又至养得自然羸悴、此蓋由父母
之遺氣、若非巧憑按治之方終也、積為沉
痾其、中或少乳多哺咀嚼之食、腸胃轉々
乾㤓、兒少者倍、號乾脩、長成者則呼為骨蒸、
蓋本孩子夭傷蓋不精明古始通達聖情、
不知自古迄今已論之也、
大醫局生犀散、治小兒骨蒸肌瘦、頰赤口
乾、日晡潮熱、夜有盜汗、五心煩躁、四肢困
倦、飲食雖多、不生肌肉、及大病差後、余毒
不解、或傷寒病後食羊肉、体熱不除、並宜

服之。

羚羊角鎊　地骨皮去土　秦艽去苗并土

麥門冬去心　枳殼麸炒去瓤　大黃蒸切焙

柴胡去苗　茯苓去皮　人參去蘆頭

桑白皮剉　黃耆剉　赤芍藥

鱉甲湯煮去裙襴塗醋炙黃

右各等分，擣為麤末，每服二錢，水一盞，入青蒿少許，煎至六分，去滓，溫服，食後，兒小即分為二服。

聚寶方龍虎煎，治癱瘓風，并童男童女骨

蒸勞氣

倒垂楊柳枝筋粗者東南上採細剉勻 槐角不种者

桑枝如柳枝、三味各秤一斤、十一月盡、十二月上旬採

天仙藤半斤、細剉

右四味合用，十歲已下童男，小便二斗已來，同浸一宿，於淨鍋內，入河水一斗，同小便熬，不得水耗，旋添河水，熬至晚，傾出，淨布袋內捩汁，再用文武火熬，柳篦子不住手攪，候熬至半，去了焰火，却便炭火直熬成膏，淨瓷罐盛封閉，所有

捩出着滓別收、要合金枚丸、方在後
聚寶又方、金枚丸、
川烏頭炮裂去皮臍　仙灵脾細剉
防風　牛膝各去芦頭　晩蠶沙微炒
桑黄剉　桃膠
烏蛇酒浸一宿、炙熟、和骨用、　桃仁各一兩其桃仁
用茱萸二兩炒熟、和茱萸頃在尾罐子、
孚紙封口一昼夜、去茱萸只用桃仁、
前藥滓　乾黑、桑椹二兩、不犯鹽着、
右十一味為末、錬蜜丸如桐子大、每服
用前藥煎一起匕尖溫酒化之、呑下丸

子二十九，每服空心，日午臨臥服之。

聚寶方，國老散，治骨蒸熱久，去三焦壅滯虛熱，不思飲食，大人小兒，並可服之。

甘草（炙） 銀州柴胡（去苗） 秦艽（去土）

大烏梅（取肉焙，各二兩）

右四味為末，每日食後熱湯點服，忌炙煿物。

聚寶方，人參柴胡湯，解小兒肌体蒸熱，長肌，進飲食。

人參 柴胡（去苗） 白茯苓

川芎〔各一兩〕　知母　川升麻

藁本〔去土〕　甘草〔炙〕

天門冬〔去心，各半兩〕　独活

柏子仁〔各一分，研〕

右十一味、為細末、每服一錢、水半盞、生薑、青蒿各少許、同煎至三分、去滓、食後温服、五歲已上、十五歲已下、入醋炙鱉甲半兩、同為末、加二錢、水一盞、煎六分、

惠眼觀證、柴胡丸、治疳劳骨蒸發熱、及上焦渴甚方、

柴胡 茯苓各一兩 木香半兩

桂心一分 枳殼麸炒去瓤 大黄微炙各一分

右為末，煉蜜為丸，如此○大，每服七丸，熟水吞下，作散子亦行。

劉氏家傳，治童男蒸熱，八仙飲子方：

人參 地骨皮 茯苓

牛膝酒浸 菊花各一兩 麥門冬三兩去心

甘草炙 遠志去心各半兩

右件㕮咀，裹匀，每服五錢匕，水兩盞，煎至一盞，去滓温服，不計時候，日進三服。

張氏家傳治小兒骨蒸体熱成劳倦地黄散方

熟地黄（去土洗） 當歸 地骨皮（各洗）

枳殼（去瓤麩炒） 柴胡 秦艽（各去芦）

知母 鱉甲（去黑皮肉尽醋炙黄各等分）

右件為末，每服一錢半，水一盞，烏梅半箇，煎七分，和梅熱服。

莊氏家傳治小兒骨蒸劳熱，肌膚羸瘦，可思飲食，夜多盜汗，及諸疳熱，青蒿九方。

人参 茯苓 鱉甲（浸去裙醋炙）

柴胡　秦艽各去苗　綿黄耆各一兩

右取青蒿洗過，研濾自然汁一升，銀石器内熬取三合，入蜜四兩，同再熬得所，擣羅藥末，入同杵一千下，菉豆大丸之，米飲或麥門冬熟水下十丸，空心、米飲，日午。

莊氏家傳治小兒骨蒸及一切疳，煮雞丸方。

黄脚雌雞一隻，去毛并腸肚　柴胡

黄連各四兩

右二味為麄末，用夾生絹袋盛，內雞肚中縫合，煮令極爛，漉出去骨，取藥相和，焙乾，擣為末，用酒麵糊丸如菉豆大，隨兒大小，自二十丸加減，熟水下，不拘時候。

莊氏家傳治骨蒸，脣紅頰赤，氣麄口乾，遍身壯熱，或多虛汗，大腸祕澀，小便赤黃，飲食全少，豬肚丸，出博濟方。

鱉甲醋炙黃　柴胡銀州者　木香

青蒿　生乾地黃各一兩

黄連（去須二兩）　青橘皮（去白半兩）

右七味，為細末，用嫩小猪肚一枚淨洗，去脂，入藥末在內，繫定，蒸令極軟如泥，研為丸，如菉豆大，每服十五丸，温水下，食前，日午臨卧，日三服，忌濕麵毒物。

莊氏家傳胡連丸，治骨蒸潮熱羸瘦，生肌消疳黄等方。

胡黄連　黄連（大者去須秤）　柴胡（去苗秤各一兩）

烏犀（磨）　赤茯苓　史君子（去皮秤）

黄芩（細者）　鱉甲（炙令黄各半兩）

右為細末，猪胆麵糊丸如菉豆大，每服十九二十九，熟水下。

莊氏家傳治小兒骨蒸發熱，遍身如火，黄瘦虚汗，欬嗽心忪，日久不已者，只可一料好安。朱砂柴胡丸方。

好朱砂一两，細研水飛过，曬过。

柴胡去苗土，净洗，為末，二两。

右二味，令匀，用犢猪胆汁拌和匀，濕入一磁合子内，蓋於炊飲甑上蒸之，至飯熟為度，取出，急和丸如小豆大，每日空

心臨臥煎桃仁烏梅湯放冷下十丸

唐中書侍郎崔知悌灸二十二種骨蒸法

夫含灵受氣稟之於五行攝生乖理降之以六疾若岐黃廣記蔚有旧経攻灸兼行显著斯術骨蒸病者亦名傳屍亦謂殗殜亦稱復連亦曰無辜丈夫以癖氣為根婦人以血氣為本無問少長多染此疾嬰孺之流傳注更苦其為狀也髮乾而聳或聚或分或腹中有塊或腦後兩边有小結多者乃至五六或夜臥盜汗夢與鬼交雖目

視分明而四肢無力上氣食少潮（漸）就沉羸縱延日時終於殞盡予昔忝洛州司馬嘗三十日灸活一十三人前後差者數踰二百至於狸骨獺肝徒聞曩說金牙銅鼻罕見其能未若此方扶危極急非止單攻骨蒸又別療氣療風或瘴或勞或邪或癖患狀既廣灸活者不可具錄略陳梗槩又恐傳授訛謬以誤將來今故具圖形狀庶令覽者易悉使所在流布頗用家藏未暇外諸名醫傍求上藥還魂返魄何難之有遇

斯疾者，可不務乎。

取穴法

先兩穴，令患人平（卆）身正立，取一細繩，蠟之，勿令展縮，順脚底貼肉（堅）踏之，男左女右，其繩前頭與大大拇指端齊，後頭令當脚跟中心，向後引繩，循脚肚貼肉直上，至曲脷中大横紋截斷。又令患人解髮分兩邊，令見頭縫，自囟門平（卆）分至腦後，乃平身正坐，取向所截繩一頭，令與鼻端齊，引繩而上，正循頭縫至腦後，貼肉垂下，循脊骨引繩向下，至繩盡處當脊骨，以墨點記之。墨點不是灸處。又取一繩子，令患人合口，將繩子按於口上兩頭，至吻却鈎起繩子中心，至鼻柱根下，如厶字，便齊兩吻截斷，將此繩展令直，於前來脊骨上墨點處，橫量取平，勿令高下。繩子先中摺當中已墨記之，却展開繩子橫量，以繩子上墨點正壓脊骨上墨點為正，兩頭取平，勿令高下。於繩子兩頭，以白圈記。白圈是灸穴。

以上是第一次點二穴。

次二穴，令其人平身正坐，稍縮臂膊，取一繩繞項向前双垂，與鳩尾齊。鳩尾是心岐骨，人有无心

（岐骨者、至心胷前兩岐骨下、量取一寸、即是鳩尾也）即双截斷、却背翻繩頭向項後、以繩子中停取心正、令當喉嚨結骨上、其繩兩頭夾項双垂、循脊骨以墨點記之、（墨點不是灸處）又取一繩子、令其人合口橫量齊兩吻截斷、还於脊骨上墨點橫量如法、繩子兩頭以白圈記之、（白圈是灸處）以上是第二次點穴、通前共四穴、同時灸、日別各七壯、至二七壯、累灸至一百、或一百五十壯為妙、候瘡欲差、又依後法灸二穴、又次二穴、以第二次量口吻繩子、於第

二次双繩頭尽處墨點上、當脊骨直上下
直點、令人中停心中在墨點上於上下繩
尽頭、以白圈兩穴、白圈是灸穴
以上是第三次、點兩穴謂之四花、灸兩穴
各百壯、三次共六穴、各取离日量度、々訖
即下火、唯須三月三日艾最佳、疾差百日
内慎飲食房屋、安心靜處將息、若一月後
覔未差、復初穴上再灸、
　以上六穴名六花
今具崔知悌點穴圖、

自大拇指端當胠跟向後、至曲脊大横紋當中、

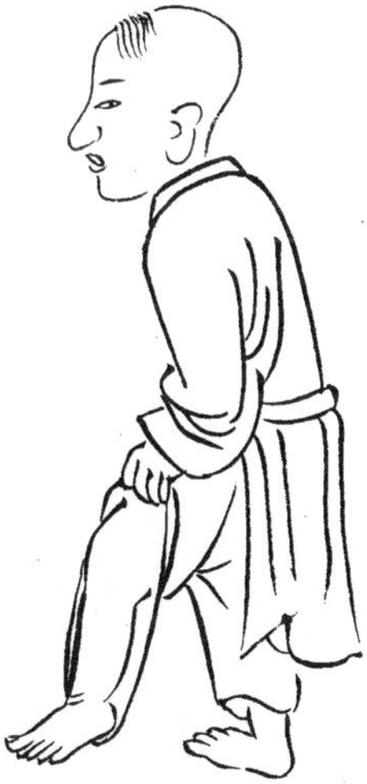

自鼻端量肉上循頭縫至腦後、灸腦門禁穴、

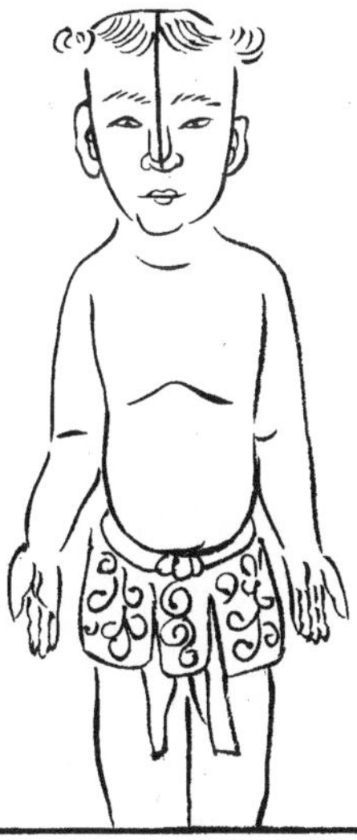

循脊骨引繩頭向下至繩盡處當脊骨以墨點之、

合口以繩子按於口上鉤起繩子中心至鼻柱下便齊兩吻截斷、

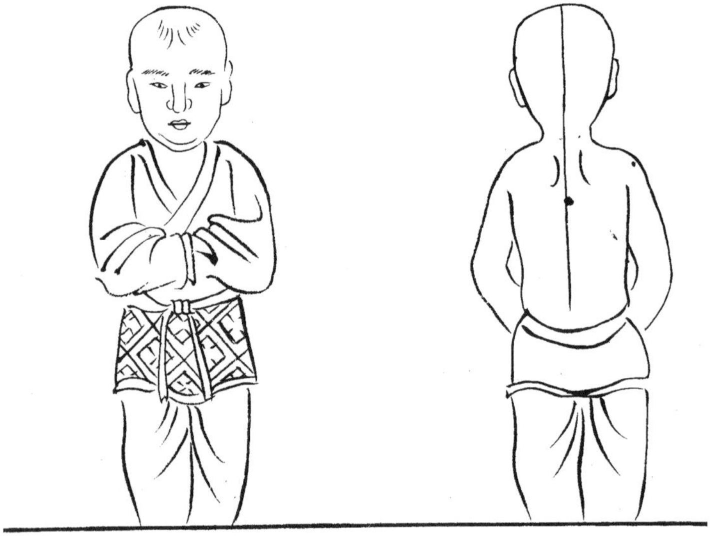

将量口吻繩子展直於前末脊骨上墨點處横量兩頭以白圈記白圈記是灸穴墨點處不是灸穴

以上第一次點二穴

取繩繞項向面前双垂與鳩尾齊

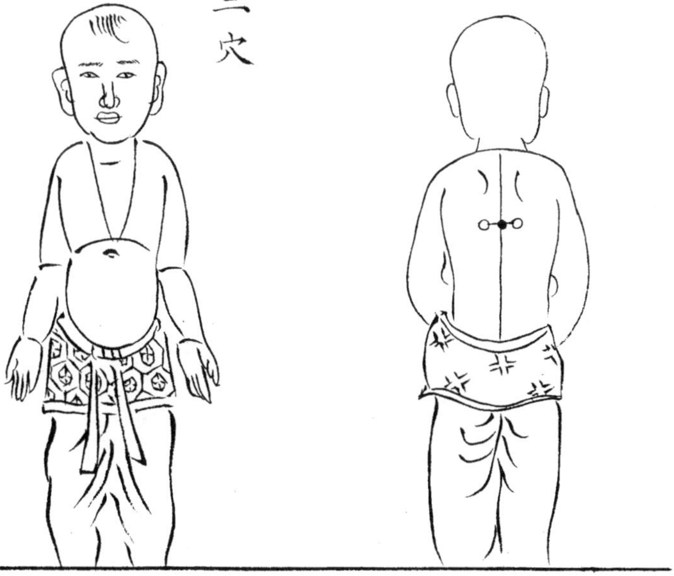

飜繩頭面向項後以、繩兩頭夾項雙垂、循脊骨向下、至兩繩頭盡處以墨點記之、

以繩子令人合口、横量齊兩吻截斷、

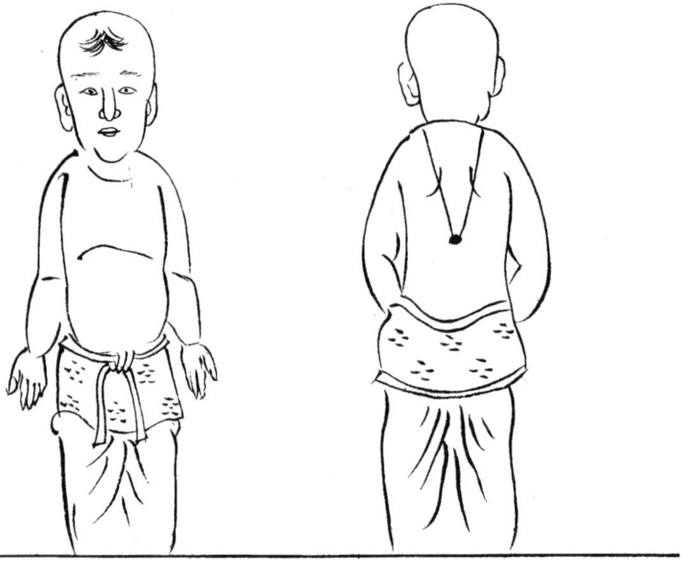

用量口吻繩子於脊骨墨點上橫量兩頭以白圈記白圈記是灸穴墨點不是灸穴

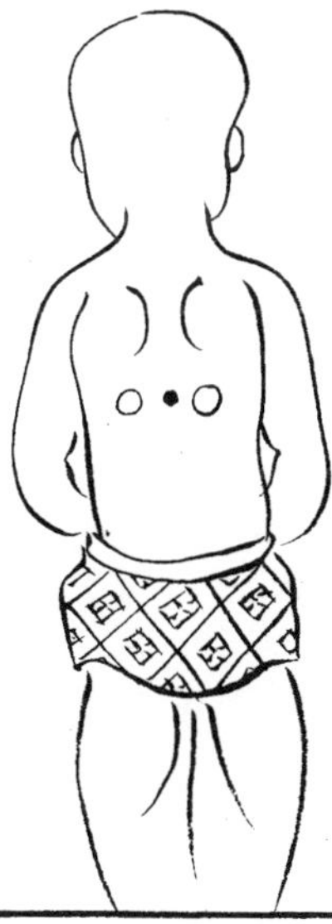

以第二次量口吻繩子於第二次尺繩頭盡處墨點上直上直量繩盡頭用白圈記

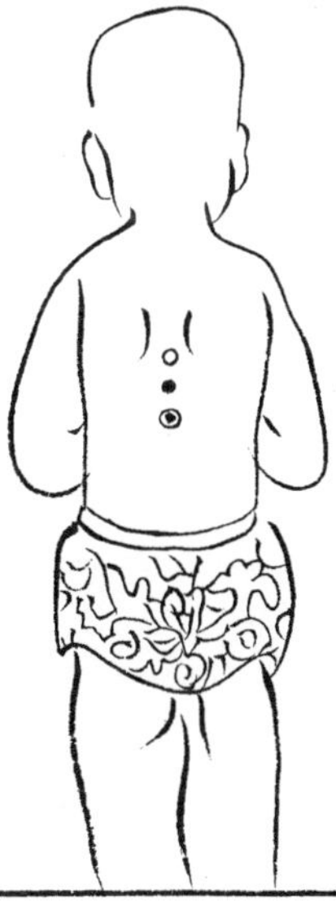

以上是苐二次點二穴

此係已點成四花

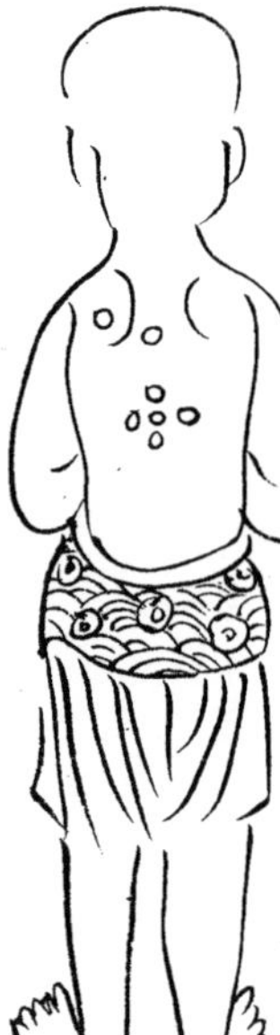

凡骨蒸之候所起，辨驗有二十二種，並依上項灸之，

一　胞蒸　小便赤黄

二　玉房蒸　男遺尿失精，六月漏不調，

三　腦蒸　頭眩熱悶

四　髓蒸　脊髓沸熱

五　骨蒸　齒黑

六　蒸　胃熱

七　血蒸　髮赤

八　脉蒸　急緩不調

九肝蒸或肚脹前昏暗

十心蒸舌焦或瘡或時曽滿

十一肺蒸胃焦時或口瘡

十二肺蒸口乾生瘡

十三腎蒸目乾焦

十四膀胱蒸右耳焦

十五膽蒸眼目失光

十六胃蒸舌下痛

十七小腸蒸下瀝不禁

十八大腸蒸咕鼻孔痛

十九三焦蒸乍寒乍熱

二十內蒸別人覺熱自覺冷

二十一皮蒸皮肉生雖肉起遍身壯熱不自安息

二十二氣蒸

用尺寸取穴法

凡孔穴尺寸，皆隨人身形大小，須男左女右，量手指中心一節兩橫紋中心為一寸。

艾炷大小法

凡艾炷須令足三分，若不足三分，恐覆孔穴不備，穴中經脈，火氣不行，即不能抽邪

氣引。止氣、虽小兒必以中指取穴為準、艾

艾法

端午日日未出、於艾中以意求其似人者、輙拮之以灸、殊有效、幼時見一書中云尔、忘其為何書也、艾未有真似人者、於明暗閒苟以意命之而已、方法皆妄、无一真者、此何疑耶、

用火法

黄帝曰、松柏柿桑棗榆柳竹等木火用灸、必害肌血、慎不可用、凡取火者、宜敲石取

火、或水精鏡子於日得太陽火為妙、天陰則以槐木取火亦良、炙後宜服治勞地黃丸、

地黃丸方

生地黃汁　青蒿汁　薄荷汁

童子小便　好酒各二升同煎成膏入

柴胡去芦　鱉甲醋炙　秦艽各一兩

朱砂　射香各半兩研

右五味為末、入前膏和為丸、如桐子大、每服十五至二十丸、溫酒下、切忌生冷

物。

盗汗第四

巢氏病源小兒盗汗候，盗汗者，眠睡而汗自出也。小兒陰陽之氣嫩弱，腠理易開，若將養過温，因於坐臥陰陽氣交，津液發泄而汗出也。

養生必用，童男室女，小兒肌瘦有汗，但用平和養氣血温藥，自無虞矣。用朮、桂、地黄、當歸、芎等。

錢乙論盗汗者，睡而自汗出，肌肉虚也。止汗散主之。方見喜汗門中。遍身汗，香瓜丸主之。方見

本門中

若胃怯汗出，則上至項，下至臍，此胃虛也，當補謂益黃散主之。方見胃氣不和門中

錢乙論治病有等云，張氏三子病，歲大者汗遍身，次者上至頂，下至胷，小者但額有汗，中醫以麥煎散治之，不效。錢氏曰：大者與香瓜丸，次者與益黃散，二方見同錢小者與石膏湯，錢乙方與諸方竹葉石膏湯并同各五日而愈。遍身者盜汗也，上至項，下至胷者胃虛也，額有汗者喜汗也。

五關貫眞珠囊，小兒盜汗候，陰陽氣弱，腠理易開，因於眠臥，陰陽氣交，津液發泄，故

為虚汗

嬰童寶鑑、小兒心膈發熱、時痢盜汗者、多病疳也、

嬰童寶鑑、小兒盜汗歌、

小兒氣血未調和、腠理開舒易染疴、
將養過温成盜汗、早須醫理莫蹉跎、

玉訣 小兒盜汗虚熱歌、

盜汗頻々氣受傷、藏中虚熱小便黄、
夜間發熱無時節、煩赤唇乾口有瘡、
此患先退熱、後調其氣、次和藏腑、故无悮

也、

小兒形證論四十八候盜汗歌、

頻々生盜汗、虛熱小便黄、
夜卧時煩熱、鳴牙腎受傷、
氣麄还氣細、肝内要消詳、

此病是因傷氣、非風藴熱、乃三焦不得通暢出汗、恐久成驚風候、先將南星丸利三焦、方見傷寒變疹子門次下青大丹、方見急慢驚風門中得心氣不驚恐汗不止、先服防風湯一二服、補氣定汗、方見本門千金治少小盜汗，三物黃連粉方。

黃連 牡蠣 貝母各十八銖

右以粉一升，合擣下篩，以粉身良。嬰孺方同，無粉一味。

千金此由心藏熱之所感，宜服犀角飲子方。聖惠同。治小兒盜汗，體熱，瘦瘁，多驚。

犀角十八銖 茯苓一兩 麥門冬一兩半 甘草炙半兩 白术炮六分

右五味，㕮咀，以水九合，煎取四合，分服。加龍齒一兩佳。

外臺、延年治小兒盜汗方、

麻黃根　雷丸　牡蠣熬各三兩

甘草二兩炙　乾姜一兩　粱米一升

右六味擣粉、以粉身、汗即止、

孫尚藥治小兒盜汗、潮熱往來方、

南番胡黃連　紫胡各等分

右擣羅極細、鍊蜜和丸、如雞頭大、每服二丸至三丸、銀器中用酒少許化開、更入水五分、重湯煮三二十沸、放溫、食後和滓服、

陳藏器治小兒盜汗方、

右用牡蠣煆赤、擣為粉、々身則汗止、

聖惠治小兒盜汗、体熱咽乾、犀角散方、

犀角屑　茯苓　麥門冬去心焙

黄耆剉　人参去芦頭各半兩　甘草一分炙微赤剉

右件藥擣、麄羅為散、每服一錢、以水一小盞、煎至五分、去滓、不計時候温服、量兒大小以意分减、

聖惠治小兒体熱、盜汗心煩、不欲乳食、黄耆散方、

黄耆剉　朱砂細研水飛过各半两

龍腦一分細研　人參去芦頭　川升麻

川大黄剉微炙　甘草炙微赤剉　天竺黄一分

牡蠣粉各一分

右件藥擣細羅爲散，不計時候，煎竹葉湯調下半錢，量兒大小，加减服之。

聖惠治小兒夜後常有盜汗黄瘦，龍骨散方。

白龍骨　牡蠣粉　黄耆剉

人參去芦頭　熟乾地黄　甘艸炙微赤剉

麻黄根（各半两） 麥門冬（一两去心焙）

右件藥擣麁羅為散，每服一錢，以水一小盞，煎至五分，去滓，不計時候温服，量兒大小，以意加減。

聖惠治小兒盜汗不止，咽喉多乾，心神煩熱，麻黄根散方。

麻黄根 敗蒲灰 麥門冬（去心焙）

黄耆（剉） 甘草（炙微赤剉） 龍骨（各半两）

右件藥擣麁羅為散，每服一錢，以水一小盞，煎至五分，去滓，不計時候温服，量兒大小，以意加減。

聖惠，治小兒盜汗不止，宜用粉身，牡蠣散方。

牡蠣粉　麻黄根　赤石脂各一兩

右件藥擣，細羅為散，入米粉二合，拌令匀，每日及夜間常撲之。

聖惠，又方。

麻黄根　乾薑各一兩　雷丸　粱米各二兩

右件藥擣，羅為末，日三四度，以粉其身。

汗即自止。

嬰孫、治小兒盜汗方。

麻黃根三分　故扇灰二分

右為末，乳汁或飲服三分匕，日三服，大人方寸匕，日三九。

錢乙香瓜丸方。

大黃瓜黃色者一ケ　胡黃蓮

川大黃濕紙裹煨至紙焦　柴胡去芦

鱉甲醋炙黃　黃蘗厚者去粗皮秤　黃連

芦薈　青橘皮各等分

右除黄瓜外，同為細末，將黄瓜割去頭，填入諸藥，至滿，却蓋口，用杖子揷定，慢火内煨熟，麵糊丸如菉豆大，每服三二丸，食後冷漿水，或新水下，大者五七丸至十丸。

錢乙黄耆散，治虚熱盗汗方。

牡蠣 燒　生乾地黄 焙，刮　黄耆 各等分

右為末，煎服，無時。

錢乙虎杖散，治實熱盗汗方。

右用虎杖剉，水煎服，量多少與之，无時。

張渙沉香黃耆散，調益榮衛，治肌瘦盜汗方。

綿黃耆剉　當歸洗焙乾　沉香

赤芍藥　人參去芦頭各一兩　桂心

木香各半兩

右件擣羅為細末，每服一大錢，水一小盞，入生姜二片，棗二枚，煎六分，去滓，放溫服，食後。

張渙沉香鱉甲丹，治潮熱盜汗方。

鱉甲童子小便浸一宿去裙襴酥炙黃　綿黃耆剉

草龍（炒）胆　當帰（洗焙乾）　沉香（各一兩）

川大黄（微炮）　川黄連（各半兩）

右件擣羅為細末，錬蜜和丸黍米大，每服十粒，用麥門冬去心煎湯下，量兒小加減。

張渙茯苓丹，治血少肌瘦盗汗方。

白茯苓（酒浸一宿，刮去皺皮，炙令乾）

鱉甲（塗醋炙黄，或裩襴各一兩）　綿黄耆（剉）

何首烏　當帰（各半兩）

右件擣羅為細末，錬蜜丸如黍米大，每

服十粒，温米飲下，食前量兒大小加減。

張渙升麻湯，治肌熱盜汗方。

川升麻　綿黃耆剉　人參去芦頭各一兩

熟乾地黃半兩

已上擣，羅為細末，次用

天竺黃　牡蠣粉煅半兩研匀

右件同拌匀，每服半錢，至一錢，煎竹葉湯調下。

張渙牡蠣散，專止盜汗方。

牡蠣粉（二兩細研）麻黄根（為細末）赤石脂（細研）
糯米粉（各一兩）龍腦（一分）
右件再研勻，每用一匙頭新綿包，每日
及夜常々撲身体頭面有汗處。
四十八候，治盗汗，防風湯方。
防風　麻黄（各一分）
右為末，水半盞，蓮子心四箇，同煎三五
沸服。
惠眼觀證，龍胆丸，治盗汗睡着常出，若待
日久漸加黄瘦方。

龍胆草　防風各等分

右為末，以蜜為丸如此○大，每服十丸，蜜水下，不拘時候。

張氏家傳治小兒夜多盜汗，白龍散方

龍骨半兩　射香少許

右同研為細末，每服半錢，冷水調下。

張氏家傳人参黄耆散，治身熱肌瘦，自汗盜汗，服之大妙方。

人参　綿黄耆　白茯苓

山藥　百合　甘草炙，各一兩

右為細末，每服二錢，濃煎麥門冬湯點服，不以時候，小兒服一錢，頻服甚妙。

莊氏家傳小兒一切虛熱，夜臥有汗方。

黄芩　甘草　芍藥各一兩

右為末，每服一錢，蜜湯調下。

莊氏家傳治小兒肌熱盜汗，不思飲食，柴胡飲子方。

柴胡去蘆　青蒿　嫩桃枝　嫩柳枝　地骨皮各陰乾取　甘草炙各二兩

右等分，細剉，每服二錢，入烏梅一箇，拍

破小麥四十九粒，水一盞，煎七分，食後臨臥溫服。

王氏手集，止汗牡蠣散方，治臥即盜汗，風虛頭痛，忪悸恍惚，口乾羸瘦方。

牡蠣（煅赤） 白朮 防風（各三兩）

右同為細末，每服一平錢，溫酒或米飲調下，止汗立驗。

王氏手集，又方防芷散。

防風 白芷（各等分）

右碾羅為細末，每服一平朩，米飲湯調

下食後極有效。

吉氏家傳麻黃散治小兒胃熱盜汗及衣厚傷溫汗出方。

麻黃根一分焙 麥麩半兩炒黃黑色

右為細末，每服半錢至一錢，猪耳煎湯調下。

吉氏家傳升麻散治小兒心藏虛熱，小便黃，面赤，口生瘡，盜汗出方。

升麻 白藥子 甘草炙

菰蔞根 丁香各一分

右為細末，每服半錢，水半盞，薑錢一片，同煎服。

長沙醫者丁時發傳，治小兒骨熱盜汗，宜

湯丸方。

胡黃連一分　柴胡半兩　天竺黃三分

右為末，鍊蜜為丸，如雞頭子大，麥門冬

湯化下

喜汗第五

巢氏病源，小兒頭身喜汗出候，小兒有血

氣未實者，膚腠則疎，若厚衣溫臥，腑藏生

人一作又

熱、蒸發腠理、津液泄越、故令頭身喜汗也、錢乙云、喜汗者厚衣臥而額汗出也、止汗散主之、方見寸門人六腑虛汗、上至頭、下至項、不過胷也、不須治之、嬰童寶鑑、小兒汗出喜驚、舌上白者、衣厚傷熱也、玉訣、治小兒血熱、若病夜間有汗、皆因抱損抱得胷堂熱、傳與脾、々傳氣、々傳血、々家既熱、內被淳陽氣抱却升即化而為汗、頭髮着血之余、血為根、髮為苗、血家既熱、

頭髮作穗，血家既熱，渾身黃瘦，血家既熱，夜間汗出，此病也不為盜汗，宜涼胃散。方見本門

形證論：小兒多盜汗，睡起即成跡，醫者謂胃蒸，用柴胡藥，非是亘服，飲心氣藥即着差者，心之液為汗，小兒驚，心氣不收，故多汗。

嬰童寶鑑：小兒衣厚傷溫欬。

衣厚傷溫損，令兒，熱蒸津液透膚皮，
致令身体并頭上，汗出如珠滴濕衣。

千金、治少小頭汗出、二物茯苓粉散方、聖惠同、亦治盜汗、

茯苓　牡蠣各四兩

右治下篩、以粉八兩合擣為散、有熱輒治以粉、汗即自止、

外臺、治心藏熱之所感有汗、宜服犀角飲子方、

犀角三分　茯苓四分　麥門冬六分

甘草二分炙　白朮一分

右五味切、以水九合、煎取四合、分再服、

即定、又加龍齒四分佳、

錢乙止汗散方、

右用故蒲扇灰、如無扇、只將故蒲燒灰研細、每服一二錢、溫酒調下無時、

王訣治小兒多汗、涼胃散方、

青黛　馬牙硝　大黃蒸各半兩

甘草炙一分

右為末、每服半字、蛤粉水下、

王氏手集香粉散、治理虛疎病常多汗、每用少許撲有汗處、頻使不妨、

牡蠣（火煆通赤研為粉一兩）　甘松（半兩細研）

右研勻撲之、

勞氣第六

東方先生法、夫勞疾諸證、應丈夫婦人童男室女、如得患者、未須察脉、但看手指甲美惡、分明是何勞候、病熱甚、宜看脚甲、色與手一同也、其甲青黑者、傳尸之證、紅白者、正色之候、黄白者、酒色之候、紅紫者、氣勞之候、細詳必知其病之所在、或欬嗽、或涎塞咽中、或骨蒸汗出、或泄利、或吐紅、或

鶩魘或婦人不調之類，先服去蟲藥，然後

投治病湯劑。

東方先生化蟲丸方。

大檳榔　射香當門子各一箇

射香半錢　青蒿心三分四味作粗末

又先用羊子肝一片，爛剉，入前藥，用為

餔白麵半兩和為餅，作餃子兩箇，煿熟，

若男子患，以冷水盆中浸左手腕三寸

以來，右手取藥吃，陳米飲送下，纔纔食

了，以青皂衣被出汗，有蟲便隨汗出，或

一本作餅

瀉出急去之、只一服見效後服補藥側柏散、

東方先生側柏散方、

側柏　五靈脂 各等分、焙乾、

右為細末、熱湯浸二錢溫呷、不以時候、可服旬日、

東方先生奪命救生散、治大人小兒傳尸肺痿骨蒸、酒色食氣諸勞等疾方、

桑白皮　白茯苓　杏仁 去尖研

枳殼 去瓤　揀人參　桃仁 去皮尖

陳皮去瓤焙乾
麻黄去節
附子炮去皮臍
肉荳蔲剉三分
射香三分別研臨藥了時旋入
秦艽淨者
淨柴胡各一兩半
桂咀不見日焙
當歸洗切焙乾二兩
白芷各秤一兩
甘草炙剉
檳榔各秤半兩

右十八味作一處、奄魚大者二斤、湯渫去淡血、去了頭腸肚、入諸藥在内、麻皮縛定、紙裹數重、再扎鹽泥紙筋固濟、約厚六七寸許、就地上掘坑、可容三籮糠頭、先以一籮半安坑底、將泥毬在中、再以一籮半鋪滿坑內四傍以大發之至一伏時取出去却泥紙麻皮之類將藥幷肉骨三處焙乾了合一處忤為末溫酒服二錢如病久不勝酒力只以水一盞桃柳枝各三寸烏梅半箇煎七分不以時歲數小者以意加減

東方先生保中丸治久困床枕服此丸先驗十指生毛如藕絲白可治紫黑者難愈病者或所苦未久可依古法四花穴灸之

灸法見骨蒸門

天灵盖用醋浸一宿羊脂炙黄　鱉甲去裙治如上法

虎頭骨細剉酒拌炒各一兩　青蒿子赤梗者

棟人参　桃仁去皮尖麸炒研　知母切

甘草生剉焙乾各半兩

右共作細末阿魏二錢研開同桃仁再研和諸藥匀錬蜜劑桐子大煎烏梅湯下三十粒服不以時歲数小者作小丸以意加減

東方先生金蓮散治嗽喘涎盛吐紅氣息漸之方

白礬枯者二錢　故椶櫚　新綿各月一
男子乱髮一分
右三味燒灰，入礬研勻，每服一錢，射香
湯調下。
外臺廣濟療先小傳尸，骨蒸殗殜，肺痿痓疰
忤鬼氣卒心痛霍乱吐利，時氣鬼魅，瘴瘧
赤白暴痢，瘀血月閉，痃癖丁腫，驚癎鬼忤
中人，吐乳，孤狸猩，吃力迦丸方
吃力迦白朮是也，　光明砂研　射香當門子
訶梨勒皮　香附子石上磨去皮取其中白者

沉香重者　青木香　丁子香
安息香　白檀香　華撥舶上者
犀角各一兩　薰六香　蘇合香
龍腦香各半兩
右十五味擣篩極細、白蜜煎去沫、和為
丸、每服取井華水、服如梧子四丸、於淨
器中研破服、老小每碎一丸服之、仍取
一丸如彈丸、蠟紙裹、緋袋盛、當心帶之、
一切邪鬼不敢近、千金不傳、冷水暖水、臨
時斟量、忌生血肉、臘月合之、有神、藏於

嘧器中、勿令泄氣、祕之、忌生血物⿰口排李雀肉青魚鮓等、

張寶方神應散、治丈夫婦人童男室女、五般勞疾及傳尸勞瘵連弱困、諸方治療不差欲死者方、

右用雞糞不以多少、慢火焙乾為末、每服五錢匕、童子小便一盞半、好酒半盞、銀石器內煎至一盞、去滓、丈夫患婦人煎、婦人患丈夫煎、童男室女依此、成時候令通口服、便蓋衣被令睡、不得問、當仍於淨室內、勿令人及

猫犬驚着至侵晨看患人手足甲内毛長一寸或半寸如黄白色只一服救生丸便差若毛青黑色三服救生丸必差方在後若甲内毛無生更不下藥

聚寶又方救生丸

孕婦手指甲一分炒黄　鬼臼

常山　虎腦骨炙各半两

天靈蓋一具酒浸一宿炙

右五味為末浸烏梅水煮麪糊丸如桐子大每服三十丸候去了指甲内毛後

便用熱童子小便吞下，若合吃三服，即須分在三日，空心服，更不得服別藥，直候一月肌肉漸生，進得飲食如旧，方得吃別湯藥。此藥救人至多，頗有神效。

張氏家傳治室女經脉不通，漸成劳蒸。

右用枸杞根四兩，以水煮取一二升，取汁煮粥食之。

莊氏家傳治大人小兒，劳氣，心腹脹滿，寒熱不思飲食，日漸羸瘦，腹內似有氣塊，盜汗痃黄，四枝無力等，鱉甲丸方。

鱉甲青厚者醋炙黃 銀州柴胡去芦頭各三两

杏仁五两，浸去皮，童子小便浸一日，次用小便乙升，於銀石器内熬尽小便，研為膏。

右件藥，杵為末，與杏仁一處和匀，為丸如童子大，每服十丸，或十五丸，以青蒿湯下，或任意下，恐難丸，以麵糊為丸。

熱渴第七

巢氏病源熱渴候：小兒血氣盛者，則腑藏生熱，熱則藏燥，故令渴。

小方脉論：小兒渴病，其病吃水太多，腹脹

後瀉，此病吃水不歸小腸，却入大腸，大腸受五谷不受水，小腸受水不受五谷，此病皆惜抱損，得心藏熱，心與小腸合，小腸亦受熱，小腸氣熱，其氣上行奔胃口，致孩子乞水，其水待奔小腸，被小腸氣熱，滲泄不及，轉入大腸，如醫先下淋藥，後下凉心藏藥，然後止渴及效。

經驗方，治大人小兒一切渴。

右用大牡蠣，不計多少，於臘日端五日，黄泥褁煅通赤，放冷取出為末，用活鲫

魚煎湯、調下一錢匕、小兒服半錢匕、只兩服差、

聖惠、治小兒心肺積熱、渴不止、咽喉乾痛、

黃連散方、

黃連 去須　射干　川升麻

赤茯苓　麥門冬 去心焙　元參

甘草 炙微赤剉　桑根白皮 剉　黃芩 各半兩

右件藥擣、麁羅為散、每服一錢、以水一小盞、入青竹葉七片、煎至五分、去滓、入蜜半合、更煎一兩沸、放溫時々與兒呷

之、

聖惠、治小兒心肺熱壅悶、煩渴不止、麥門冬散方、

麥門冬（去心焙） 梔子仁 犀角（屑）

知母 甘草（炙微赤剉） 黄芩（各半兩）

右件藥擣、麄羅為散、每服一錢、水一小盞、入竹葉七片、煎至五分、去滓、不計時候、量兒大小、以意分減温服、

聖惠、治小兒壯熱、渴不止、芦根散方、

芦根 黄耆（炙剉） 人參（去芦頭）

甘草（炙微赤剉） 麥門冬（去心焙） 知母（各半兩）

右件藥擣麄羅為散，每服一錢，以水一小盞，入竹葉七片、粟米一百粒，煎至五分，去滓，不計時候温服，量兒大小，以意加減。

聖惠治小兒熱渴不止，煎銀飲子方。

銀（五兩） 石膏 寒水石 蠶蛹蠒（各二兩）

右件藥，以水三升，入銀石三味，煎至一升，去銀石，次下蛹蠒，煎至七合，去滓，每服半合，不計時候温々服之，量兒大小，以意加減。

聖惠治小兒熱渴不止煩悶，菰𧅧根散方。

菰𧅧根三分　黄芩　知母各半兩

右件藥擣麄羅爲散，每服一錢，以水一小盞，入小麥粟米一百粒，煎至五分，去滓，不計時候温服，更量兒大小，以意加減。

聖惠又方。

菰𧅧根三分　黄芩半兩　小麥半合

右件藥都剉，以水二大盞，煎取一盞，去滓，不計時候，量兒大小，分减温服。

聖惠又方：

生葛汁　竹瀝各二合

右件藥汁相和令勻，不計時候，服半合，量兒大小，以意加减。

聖惠治小兒熱渴不止，膩粉散方：

膩粉一分　皂角一挺，不蚛，可長七八寸者，去黑皮，塗酥炙令香熟。

右將皂角擣羅為末，入膩粉同研令勻。

不計時候、以温水調下一字、量兒大小、以意加減。

圣惠治小兒熱渴久不止、石蓮散方。

石蓮心（三十枚炒令黄） 浮萍（一分）

右件藥、都以水一中盞、入生薑少許、煎至六分、去滓、每服半合、徐徐服之、看兒大小、以意加減。

圣惠又方。

右用葛根半两、細剉、以水一中盞、煎至六分、去滓、不計時候、分減温服。

圣惠治渴飲水过甚并小兒渴疾方

黄狗胆　獖猪胆各一枚

右件狗胆併入猪胆内陰乾候堪丸即丸如梧桐子大每服以射香湯下二丸小兒半丸

茅先生治小兒諸渴龍涎膏方

右用陰林下大螺不以多少去殼爛研入尽粉看與其螺一樣多入腦少許同研滴水為丸○此大每服十丸十四丸用枇杷葉火炙去毛濃煎湯吞下以藥

丸懸起當風處吹極久甚妙、

茅先生治小兒諸渴、及疳渴、及解諸般熱、

胡黄連散方、

胡黄連　麥門冬子　乾葛

元參　甘草炙　枇杷葉炙去毛

右各等分為末、每服一錢、水七分一盞、生薑一片、同煎五分、後放蜜三五滴、同煎至四分溫服、如無龍涎膏、此藥大妙、方在前

嬰孺、治小兒夏天服藥大下後、胃中虛熱

渴飲水麥門冬湯下、

麥門冬去心 甘草 龍骨各四分

枳實炙 黄芩 茯苓

人參各三分

右以水四升、煮取一升半、為三服、々此

湯後、渴不差、取水芹煮濃汁飲之間湯

湯服之、甚者恣意與之服、

嬰孺、治小兒渴不止方、

右取冬瓜炮过杵絞汁一升、量大小與

之服、

嬰孺治小兒壯熱渴，兼嘔不止，芦根飲子方。

生芦根切，五合　淡竹青皮　人參各八分

桔梗五分　知母十分　粟米三合

右以水五升，煮之一升半，量兒大小與之服。

嬰孺治小兒熱渴，或吐下後虚熱渴，葳蕤湯方。

葳蕤五分　黄芩三分　知母

芦根各二分　生米一合

生麥門冬 三分，去心

右切，以水五升，煑二升，如飲漿水，度服之。

嬰孺：治小兒夏天服藥大下後，胃中虛熱渴，唯飲水，麥門冬湯方：

麥門冬 四分，去心 甘草 黃芩 各三分

龍胆 二分 乾葛 六分

右以水四升半，末食，温分三服，々此不差，取水芹煮濃汁，恣與飲，勿禁節之。

嬰童寶鑑：治小兒渴不止，腹急身熱，浮水

散方、

蝸牛二七ケ甘草水洗

草龍膽一两末以蝸牛搜作餅子後陰乾

右件為末、每服一捻許、浮水與飲、只一服效、

小方脉論、治渴先下淋藥方、

鬱金　滑石各一两　旱連子半两

右件為末、每服半錢、煎葱湯調下、急進三服涼心藥、

小方脉論、欲止渴涼心藏藥方、

烏賊魚骨　海浮石各一分　蒲黃炒半兩

右件為末，每服半錢，用枇杷葉煎湯下。

莊氏家傳小兒痢瀉及大人酒瀉方。

枇杷葉去毛炙赤色　甘草炙

乾薑炮　桑白皮

右等分為末，每服一錢，熟水調服。

莊氏家傳小兒因疾而致瀉甚者，疾未除，不免與水，水須入烏梅、陳小麥煎水與。雖雖多飲無害，即化入小便而出，不攻大腸矣。

莊氏家傳治小兒渴疾方、

龍胆半兩洗生為末 熊胆一分 托胎五箇、生細研、

右件三味一處、每服一字用井華水三合調下、

孔氏家傳治小兒消渴方、

右取熟瓜、切作二片、去青并子、用手取瓤、以水調瓜瓤飲之、立愈、

吉氏家傳治小兒虛渴方、

藿香 甘草炙 馬牙硝

苦參各一分 乾葛二分

右件為末，每服一錢，水五分，煎至四分，温服。

吉氏家傳治虛渴調中散方。

人參　白术各半錢　肉桂

犀角　藿香　甘草炙，各一分

右件為末，每服半分，棗湯調下。

吉氏家傳潤肺止渴紫蘇丸方。

紫蘇　白梅肉各五兩　官桂三分

右件為末，煉蜜丸如雞頭大，每服一丸，含化。

吉氏家傳治渴塗脣瑞蓮膏方

旱蓮子心　浮石　乾葛

海螵蛸　蒲黄各等分

右件為末，錬蜜為膏，逐時丸如菉豆大，極渴煎枇杷葉湯下，看兒大小加減，小可渴只塗脣上。

長沙醫者丁時發傳治小兒大人渴方

右用枇杷葉三兩，去毛，燒灰為灰汁，要一大盞，入桑白皮二寸，同煎七分，溫服，日五七服。

長沙醫者鄭愈傳治渴不止蓮房飲子方

蓮房 紫蘇 乾葛各一分

烏梅取肉 甘草炙 草菓子各二分

右為麄末，以水一梡，煎至七分，濾滓溫服。

聖惠灸法：小兒飲水不渴，面目黄者，灸陽剛二穴各一壯，在第十椎下兩傍各三寸陷者中，炷如小麥大。

黄疸第八 胎疸附

巢氏病源小兒黄疸病候：黄疸之病，由脾

胃氣實而外有温氣乘之变生熱脾與胃
合候肌肉俱象土其色黄胃為水谷之海
熱搏水谷氣蘊積成黄蒸發於外身疼髆
背强大小便澀皮胃面目盡爪皆黄小便
如屋塵色看物皆黄是也小便宣利者易
治若心腹滿小便澀者多难治也不渴者
易治渴者难治脉沉細而腹滿者死也
巢氏病源小兒胎疸候小兒在胎其母藏
氣有薰蒸於胎至生下小兒体皆黄謂之
胎疸也

錢乙論黃相似云，身皮目皆黃者，黃病也。身痛膊背強，大小便澀，一身盡黃，面目指爪皆黃，小便如屋塵色，看物皆黃，渴者難治，此黃疸也。二證多病於大病後，別有一證，不因病後身微黃者，胃熱也，大人亦同。又有面黃腹大食土渴者，脾疳也，又有自生而身黃者，胎疸也。古書云，諸疸皆熱也，深黃者是也，若淡黃兼白者，胃怯胃不和也。

嬰童寶鑑，小兒百日黃疸歌：

百日孩兒急發黄、非干温疫與時㾮、
當未只為胎中熱、慎莫交人灸作瘡、

千金翼、秦王九疸散、兼治大人小兒方、

胃疸、食多喜飲、梔子仁主之、
心疸、煩心、心中熱、茜根主之、
腎疸、脣乾、葶藶子主之、熬
脾疸、尿赤出少、惕々恐、菰蔞主之、
膏疸、飲少尿多、秦椒瓜蒂主之、椒汁膏一作肺
舌疸、渇而數便、鍾乳主之、
肉疸、小便白、凝水石主之、研

髓疸，目深多嗜臥，牡蠣澤瀉主之。

肝疸，胃熱飲多水激肝，白朮主之。

右一十一味，等分，隨病所在，加半擣篩為散，飲服五分匕，日三，稍稍加至方寸匕。兒小者量與之。

茅先生治小兒面黃腫方。

瓜蒂半兩　丁香一分

右為末，每服一字，搐入鼻中，取下黃水，從鼻中出，然後用天竺黃散與服。方見實熱門中。

茅先生治小兒遍身二十四般癉毒方、

屋下汞漏泥　竈心土

白墡土　寒水石

右四味等分、每用為末，使雞子清調塗、便沒此患、先用實積牛黄丸通下、（方見實熱門中）後補常服天竺黄散、（方見同前）

嬰孺治小兒身体面目悉黄、此是榮衛氣伏熱於內所為、蛴螬九方、

乾蛴螬　大棗（取肉各一升）　䗪蟲

蝱蟲　杏仁（各半升）　地黄（十兩）

黄芩　芍藥各三兩　水蛭一百箇

甘草炙半斤又云半升

右為末、鍊蜜丸小豆大、酒下三丸、日三、

張渙治小兒黄疸、双連丹方、

川黄連去須　胡黄連各一兩

右件擣、羅為細末、用黄瓜一枚去瓤留一小盞子、入藥末後、以盖子蓋定、用麵裹、慢火燒、令麵焦、去麵擣熟、丸菉豆大、每服七粒至十粒、温水下、量兒大小、以意加減、

患眼觀證、治黄疸水腫、丁香散方、

丁香 七粒　瓜蒂 四十九ケ　硇砂 一分

右爲末、令細、黄昏時、用囊荷根丁子點藥入鼻搐之、一更時腥臭水出、漸濃、至五更水尽、一夜三五遍換丁子、次日調氣至日夜依前用之、五夜爛肉落方治藥以烏犀膏、方見風熱門中吃一月日、

患眼觀證、治小兒黄疸遍身虚腫、其色如金、藿香散觀方、

藿香 一分　瓜蒂 四十九ケ　赤小豆 四十粒

右為末，每服一字半，搐入兩鼻中，須臾黃水出，至二更侍頭痛即住，次日自腰已上，黃退白色。

惠眼觀證，截腰下黃色，大青飲子方。

大青　鶩口連翹　甘草炙

黃芩　田藍如皂角子　川芎各等分

右為末，每服一大匙，水一椀半，煎至半椀，一日之內，作六服，須臾小便下如金色，如此吃五日。

吉氏家傳，治小兒身體黃，及小便黃，眼白

睛黄、即是疸也、宜此方、

茵蔯　大黄各一分　山梔子仁三ケ

朴消二分

右以水五合、煎二合、去滓服之、

吉氏家傳、又方、

桑白皮　麻黄去節　秦艽各一分

大黄二分

右以水三合、入牛乳三合、同煎二合半、

一歲兒日服一合、

吉氏家傳、又方、

茵蔯二分　大黄　秦艽各三分
山梔子仁　郁李仁別杵如泥　朴消各四分
右件末，蜜丸梧桐子大，熟水化下。
長沙醫者鄭愈傳：治瘴時行，身熱，遍体黄。
升麻散方。
升麻　甘草炙各二分　常山一分
右為末，每服半錢，棗子一箇，水八分，同煎四分，隔宿露了，天明早晨服。妳母忌毒物。

黑疸第九

千金翼治大人小兒黃疸變成黑疸醫所不能治方

右用土瓜根擣取汁一升頓服之病當從小便出小兒分減服葛氏亦治小兒四歲發黃

千金翼治大人小兒黃黑等疸方

當歸三兩　桂心六兩　乾棗十七枚去核

麥門冬一升去心　大黃一兩　茵陳

黃芩　芍藥　黃連

茯苓　黃耆一兩本　乾薑

石膏碎　人參　甘草炙各二兩

右一十五味，㕮咀，以水一斗，煮取三升半，分四服，小兒分減服。

千金翼赤苓散，主黑疸，身皮大便皆黑，通治大人小兒方。

赤小豆三十枚　茯苓切　女萎各六銖

雄黃一銖　瓜丁四銖　甘草炙二銖（錢）

右六味，以水三升，煮豆茯苓，取八合，擣四味爲散，和半錢匕服之，須臾當吐，吐則愈，亦主一切黃，小兒服半字匕。

幼幼新書卷二十

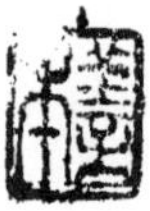